母乳喂养培训教程

国家卫生计生委妇幼健康服务司
中国疾病预防控制中心妇幼保健中心

主　编　王惠珊　曹　彬

编　委　（按姓氏笔画排序）

王山米　王丹华　王立新　张　波

张　悦　张雪峰　赵艳桃　姜　梅

姚礼明　徐小超　黄醒华　戴耀华

北京大学医学出版社

MURU WEIYANG PEIXUN JIAOCHENG

图书在版编目（CIP）数据

母乳喂养培训教程/王惠珊，曹彬主编．
—北京：北京大学医学出版社，2014.1（2020.8 重印）
ISBN 978-7-5659-0705-0

Ⅰ.①母… Ⅱ.①王… ②曹 Ⅲ.①母乳喂养－教材
Ⅳ.①R174

中国版本图书馆 CIP 数据核字（2013）第 269334 号

母乳喂养培训教程

主　　编：王惠珊　曹　彬
出版发行：北京大学医学出版社
地　　址：（100083）北京市海淀区学院路 38 号　北京大学医学部院内
电　　话：发行部 010 - 82802230；图书邮购 010 - 82802495
网　　址：http://www.pumpress.com.cn
E - mail：booksale@bjmu.edu.cn
印　　刷：北京瑞达方舟印务有限公司
经　　销：新华书店
责任编辑：董采萱　　责任校对：金彤文　　责任印制：罗德刚
开　　本：889mm×1194mm　1/32　印张：5.25　　字数：121 千字
版　　次：2014 年 1 月第 1 版　2020 年 8 月第 10 次印刷
书　　号：ISBN 978-7-5659-0705-0
定　　价：22.00 元

前　言

　　2002 年，第 55 届世界卫生大会公布的《婴幼儿喂养全球战略》提出：纯母乳喂养应至婴儿 6 个月，并在合理添加辅食的基础上继续母乳喂养到儿童 2 岁及 2 岁以上。近年来，有关母乳喂养的重要性、乳汁产生和分泌基础以及特殊情况下母乳喂养等方面的研究有了很多新的进展。因此，有必要对母乳喂养培训教程进行更新和修改。

　　20 世纪 70—90 年代出生的独生子女今天已步入了为人父母的年龄，不仅他们自己对母乳喂养缺乏经验，他们的父母也只有养育过一个孩子的经验。在这种情况下，更需要广大医护人员的帮助，而且系统、专业的咨询指导对成功母乳喂养尤为重要。为婴儿母亲及其亲属提供母乳喂养的咨询和指导，可帮助其更好地了解母乳喂养的好处、喂养方法，增强信心，减少喂养过程中的问题。随着世界对母乳喂养重要性的认识不断增加，为降低婴儿死亡率、减少母婴疾病的发生，世界范围内正在通过各种政策措施促进母乳喂养的实施，母乳喂养率也逐步提高。2011 年国务院颁布的《中国儿童发展纲要（2011—2020 年）》提出了"0～6 个月婴儿纯母乳喂养率达到 50％以上"的目标。

　　《母乳喂养培训教程》的编者们本着科学、严谨的态度，注重实用性、指导性和可操作性，着重编写了与母乳喂养有关的新理念、新知识、新技术和新经验。该教材包括 10 章，对母乳喂养基本理论、实用技术、常见问题、咨询技巧、特殊情况下母乳喂养等几大方面进行了详细介绍，为指导医护人员开展母乳喂养咨询提供了翔实的资料和具体的内容。

　　本书得到了原卫生部妇幼保健与社区卫生司领导的大力支持，得到了同行们的热情指导和帮助，也得到了数届母乳喂养咨询培训班学员们的热心建议和反馈，在此深表谢意！尽管我们做了很大的努力，但不足之处在所难免，欢迎广大读者批评指正，不吝赐教。

编者

目　录

第一章　基本概念及重要意义

* *

目的

在本章结束时，学员能够掌握：

◇ 人类母乳喂养的特点

◇ 人类母乳成分

◇ 人类母乳喂养的重要性及对母、子、家庭、社会的
好处

◇ 母乳及代乳品的区别

◇ 人工喂养的缺点

* *

第一节　人类母乳喂养的特点

一、母乳喂养在哺乳动物生存中的作用

哺乳动物与其他动物的根本区别是胎生及母乳喂养，这
两个环节是哺乳动物赖以繁衍生息的重要环节。胎盘及母亲
乳房是两个重要的营养器官。

二、人类与其他哺乳动物生存意义的区别

人类是最高等的哺乳动物，作为动物，生存的目的在于
有能力寻找适于生存的食物及环境完成种系繁衍。但人类除

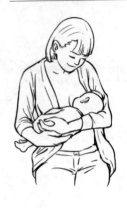

以上目的外，还需要认识生存环境，改造及保护生存环境，创造更适于生存的环境，繁衍后代，并且提高后代的质量。此外，还需要创造文化、传承与发展，以及在人类不同种族、地区间交流。

三、人类子代与其他哺乳动物子代对母乳需求的区别

1. 人类生存时间长，平均寿命比一般哺乳动物长。

2. 人类子代生长发育速度比大多数哺乳动物子代慢，因此人类子代对母乳质量的需求更高，要求母乳营养成分与生长需求同步。

3. 人类健康质量要求高，不仅体魄健壮，而且头脑智慧，对营养需求高。

4. 人类不仅要认识生存环境，而且要改造环境、创造更适于生存的环境，需要有学习及创造的能力。

第二节　人类母乳的成分

人类母乳为婴儿提供出生最初几个月必需的全部营养物质，按不同时期可分为初乳、过渡乳和成熟乳。成熟乳又分前奶和后奶两种类型。成熟乳中90％为水，10％主要是碳水化合物、蛋白质、脂肪等。下面先具体介绍一下成熟乳的成分。

一、人乳成分

（一）人乳中的营养成分（表1-1）

1. 蛋白质

人乳中蛋白质的质和量都与牛乳不同，这主要是指蛋白质的组成不同。人乳中乳清蛋白的比例占70％，酪蛋白占30％，而在牛乳中乳清蛋白占18％，酪蛋白占82％。人乳中的主要乳清蛋白是α-乳蛋白、乳铁蛋白、溶菌酶和分泌性免疫球蛋白（sIgA）等，它们是人乳特有的免疫因子，可参与到免疫反应中。这三种蛋白质是人乳中独有的，因为它们可以抵抗蛋白质水解消化，所以扮演了胃肠道卫士的角色。牛乳的主要乳清蛋白为β-乳球蛋白。酪蛋白在酸性环境中溶解度较低，而乳清蛋白可溶性高，且即使被酸化后仍然保持高溶解度。一般来说，乳清蛋白是较容易消化的，并且可以促进胃排空。

2. 糖类（碳水化合物）

人乳中的主要糖类（碳水化合物）是乳糖（一种二糖），从初乳过渡到成熟乳，其含量逐渐增加。成熟乳中的乳糖含量维持在一个相对稳定的水平。其中一小部分乳糖是不可吸收的。它们可使粪便保持柔软性和连续性，减少致病性的细菌群落，还可促进对矿物质的吸收。低聚糖是一种碳水化合物聚合物，约占人乳中总碳水化合物含量的5％～10％。除了提供营养外，低聚糖还对婴儿起到一定的保护作用。

3. 脂类

人乳中的脂类由脂肪酶和大量的基础脂肪酸（亚油酸和

亚麻酸）组成。大部分脂肪酸以甘油三酯（三酰甘油）的形式存在。脂类占了人乳中总热量的50%。人乳又含乳脂酶，有利于脂肪消化吸收，尤其有利于缺乏胰脂酶的新生儿和早产儿。

亚油酸和亚麻酸可分别生成花生四烯酸及二十二碳六烯酸（DHA），这些成分只存在于人乳中。它们是视网膜和大脑磷脂膜的组成成分，可促进视觉功能和神经发育。

4. 矿物质与微量元素

人乳中钙磷比例适宜（2∶1），钙吸收率高于牛乳，含微量元素锌、铜、碘较多，尤以初乳中含量高，对生长发育十分有利。人乳和牛乳中的含铁量都较少，但人乳中的铁吸收率高于牛乳。

人乳中的铁和锌往往不能满足婴儿6个月以后的营养需求，这时需要通过添加辅食获取足够的铁和锌，以避免营养不足。

5. 维生素

人乳中维生素D的含量较低，因此所有母乳喂养婴儿自数日起应每天口服维生素D制剂（400 IU），尤其是在日照较少地区及冬季。

年幼婴儿若发生维生素K缺乏且得不到及时补充，可导致凝血障碍及出血。维生素K在人乳中含量较低，因此，为确保适宜的维生素K水平，所有的婴儿在出生时都应该接受一次维生素K的肌内注射。

表 1-1 人成熟乳成分参考值（产后 2 周）

成熟乳成分（每升）	含量	成熟乳成分（每升）	含量
宏量营养		**脂溶性维生素**	
乳糖（g）	67～70	维生素 A，视黄醇（mg）	0.3～0.6
低聚糖（寡糖）（g）	12～14	类胡萝卜素（mg）	0.2～0.6
总氮（g）	1.9	维生素 K（μg）	2～3
总蛋白质（g）	9	维生素 D（μg）	0.33
总脂质（g）	35	维生素 E（mg）	3～8
矿物质		**水溶性维生素**	
钙（mg）	200～250	维生素 C，抗坏血酸（mg）	100
镁（mg）	30～35	维生素 B_1，硫胺素（μg）	200
磷（mg）	120～140	维生素 B_2，核黄素（μg）	400～600
钠（mg）	120～250	烟酸，尼克酸（mg）	1.8～6.0
钾（mg）	400～500	维生素 B_6（mg）	0.09～0.31
微量元素		叶酸（μg）	80～140
铁（mg）	0.3～0.9	维生素 B_{12}（μg）	0.5～1.0
锌（mg）	1～3	泛酸（mg）	2～2.5
铜（mg）	0.2～0.4	生物素（μg）	5～9
锰（μg）	3		
硒（μg）	7～33		
碘（μg）	150		
氟（μg）	4～15		

参考：Pediatric Clinics of North America，Volume 48，Picciano MF. Representative values for constituents of human milk，page 263，copyright 2001，with permission from Elsevier.

（二）人乳中的免疫活性因子

人乳中存在着大量的免疫活性因子，对婴儿成长起着非常重要的作用（表1-2）。

1. 免疫活性蛋白质

免疫活性蛋白质包括存在于乳清蛋白中的乳铁蛋白、溶菌酶、sIgA等成分。在未与铁结合前，乳铁蛋白表现出抗菌作用，通过与多余的铁结合，它可以防止细菌对铁的摄入，抑制细菌的生长。乳铁蛋白还对小肠的上皮细胞有生长促进的作用。

溶菌酶通过破坏菌壁发挥抗菌活性。

sIgA是人乳中最常见的免疫球蛋白。sIgA由母亲小肠淋巴结组织应答特定抗原产生并迅速转移到乳汁中，其作用是结合外来抗原。IgM、IgD和IgE也在人乳中出现。细胞因子由免疫细胞产生并影响免疫系统功能和发育。促炎症细胞因子包括IL-6和IL-8，抗炎症细胞因子包括IL-10。

自由氨基酸在婴儿体内发挥双重作用。牛磺酸对小肠生长起营养作用，谷氨酰胺是肠上皮细胞的能量来源，同时也影响着肠道免疫系统。

2. 免疫活性脂类与碳水化合物

脂类的水解产物——自由脂肪酸和单甘油酯等，对一系列病原体表现出抗感染活性，可通过防止病原体附着预防感染。低聚糖和糖蛋白通过模仿胃肠道细菌的表皮受体与细菌结合，避免病原体介质附着到胃肠道黏膜表面。母乳喂养婴儿胃肠道的主要细菌是乳酸杆菌二分裂体，人乳中有一种含氮的碳水化合物，其有利于非致病菌乳酸杆菌的生长，并抑制致病菌的生长。在其他哺乳动物乳汁中未能发现此种化合物。

3. 细胞

人乳中包含活细胞，包括巨噬细胞、淋巴细胞、中性粒细胞和上皮细胞。初乳中含有的细胞最多，主要是中性粒细胞。当乳汁逐渐过渡为成熟乳，细胞数逐渐下降，且细胞种类转变为单核细胞，例如巨噬细胞（90％）和淋巴细胞（10％）。初乳中的中性粒细胞可杀灭细菌，促进噬菌作用和趋化作用。

4. 核苷酸

核苷酸是 RNA、DNA 合成的前身。有报道膳食中的核苷酸可影响免疫功能、铁吸收、小肠菌群、脂蛋白代谢和肠道及肝组织的细胞生长。

5. 激素与生长因子

许多激素（如皮质醇、胰岛素样生长因子、胰岛素和甲状腺激素）、生长因子〔如上皮生长因子（EGF）、神经生长因子〕和胃肠道中介物（如神经紧张肽、胃动素）可能影响胃肠道功能或机体组成成分。比如，EGF 是一种多聚肽，可刺激 DNA、蛋白质合成，肠道细胞增长；它还可以抵抗蛋白水解消化，且其功能之一是监测肠道的流通量，修复对肠道内完整性的破坏。神经生长因子可起到肠道神经支配的作用。乳汁中的激素成分可影响小肠的生长和黏膜的功能。

6. 肠道免疫系统与支气管免疫系统

当母亲的胃肠道或呼吸道暴露于外来抗原时，其机体内会产生分泌型 IgA（sIgA）。浆细胞横贯淋巴系统并分泌于黏膜表面，包括乳腺组织。婴儿摄取人乳后，从乳汁获取到了sIgA，并因此获得被动免疫。这一反应发生得十分迅速，母亲暴露于外来抗原后的 3～4 天，抗体即出现在乳汁中。母亲与婴儿由于哺乳这种亲密接触行为，使得这一体系得以运转。早产儿在住院期间进行皮肤接触有助于生物学上的亲密。

表1-2　人乳中的免疫活性因子

成分	作用
分泌型免疫球蛋白 A（sIgA）	靶向特定抗原的抗感染反应
乳铁蛋白	免疫调节，螯合作用，抗黏着，营养小肠生长
溶菌酶	细菌溶解，免疫调节
κ-酪蛋白	抗黏着，调节细菌群落
低聚糖	阻止细菌附着
细胞因子	抗感染，上皮屏障功能
生长因子	
上皮生长因子	监测流量，修复小肠
转化生长因子	促进上皮细胞生长，抑制淋巴细胞功能
神经生长因子	生长
酶	
血小板激活因子（PAF）-乙酰水解酶	阻断血小板激活因子反应
谷胱甘肽过氧化物酶	防止脂类氧化
核苷酸	增强抗体反应，调节细菌群落
维生素 A、维生素 E、维生素 C	抗氧化剂
氨基酸	
谷氨酸	小肠细胞能量来源，免疫反应
脂类	抗感染

（三）人乳成分的波动

人类母乳最大的特点是其成分与子代的发育同步变化。母乳中含有动态变化的营养成分，这些营养成分很容易发生变化。在整个哺乳期间，在一天之中，甚至在一次喂哺过程中母乳的成分都可能不一样，且每个母亲的母乳营养成分也不完全相同。母乳中这些变化可根据婴儿的不同需求，向其提供合适的营养，并且母乳种类丰富的气味和口感也能刺激婴儿的感觉统合。很重要的一点是，人乳独具的特性是专为人类而设的，人乳中的许多成分都肩负双重的角色，如一种成分可增强营养，同时增强免疫力，或者是增强营养的同时促进神经系统发育。

1. 初乳与成熟乳

初乳是母亲产后 5 天内产生的乳汁，10 天之后逐渐转化为成熟乳，期间为过渡乳。初乳颜色为黄色或橘黄色，比较浓稠，蛋白质浓度高并含有丰富的抗体（表 1 - 3）。分娩后越早的乳汁中抗体含量越多，出生后 5 小时内最多。成熟乳颜色比较淡。

母乳中的许多成分扮演着双重角色，它们不仅为婴儿提供营养，而且提供抵御病原微生物侵入的能力。整个哺乳期，母乳的营养成分会随着婴儿的需要发生巨大变化。

表1-3 初乳的性质与重要性

性质	重要性
丰富的抗体	保护婴儿，防止感染及过敏
许多白细胞	抵抗感染
前列腺素、低聚糖等	促胎粪排出，有助于减轻黄疸
生长因子	帮助肠道成熟，防止过敏及乳汁不耐受
丰富的维生素A	减轻感染的严重性、预防眼病

2. 前奶与后奶

同一次泌乳过程中乳汁成分也略有不同。喂哺时婴儿先吸出的乳汁较清亮，称为前奶，其外观看起来较稀，但内含丰富的蛋白质、乳糖、维生素、无机盐和水分。后吸出的乳汁比较白而浓稠，称为后奶。后奶中脂肪含量高，提供的能量多，所以喂哺时尽可能让婴儿吃到后奶，才可以使其获得更多的营养。

婴儿从母乳中可以获取所需的全部水分。因此，在6个月前，即使天热也不需要补充其他水分。如果给婴儿喂哺其他饮料或水，就会减少母乳的摄入。

由于大家已经习惯配方奶的外观，因此会误认为母乳看起来比较稀，没什么营养。实际上，母乳完全可以提供婴儿前6个月所需要的营养，而且营养远比配方奶好。

第三节　母乳喂养的好处

一、对子代的好处

1. 母乳喂养可满足婴儿同时期生长发育的营养素需求。这些营养素包括碳水化合物、蛋白质、脂肪、矿物质、维生素、水，且母乳易于消化、吸收，促进子代生长发育。

2. 母乳喂养可提供生命最早期的免疫物质，减少婴儿疾病的发生。

母乳喂养可提供一系列抵抗感染的生理或生化屏障，以加强婴儿的免疫力（图1-1）。这些物质主要是抗体，包括母亲体内已有的IgG及乳汁中特异的sIgA、铁蛋白（抑制肠道致病菌生长繁殖）、溶菌酶、白细胞及吞噬细胞、淋巴细胞等。

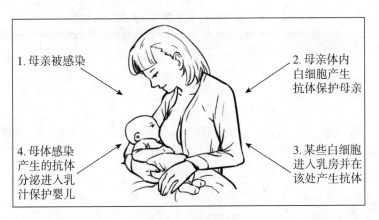

1. 母亲被感染

2. 母亲体内白细胞产生抗体保护母亲

4. 母体感染产生的抗体分泌进入乳汁保护婴儿

3. 某些白细胞进入乳房并在该处产生抗体

图1-1 预防感染

免疫物质可以减少子代发生感染性疾病，特别是危及生命的呼吸系统及肠道系统疾病（表1-4）。一些不采用母乳喂养的婴儿，由肺炎引发的死亡率有所增长。而且，6个月内纯母乳喂养可使中耳炎的风险降低1/3，哮喘的风险降低一半。即使是在传染病发病率极低的发达国家，许多研究仍然显示，母乳喂养可以预防急性传染病、腹泻的发生并减少由于急性传染病导致的住院治疗。

母乳喂养婴儿不仅患病率较低，且患病时间较短，疾病严重程度较轻。若母乳喂养婴儿与配方奶喂养（人工喂养）婴儿都发生相同的感染，母乳喂养婴儿一般无症状或症状较轻。这种现象在发达国家和发展中国家都有报道。此外，母乳喂养使婴儿更少暴露于可能通过受污染的食物、液体或者喂养器具等途径传染的环境病原体（微生物或化学物质）。母乳喂养婴儿对卡介苗、b 型流感、脊髓灰质炎、破伤风和白喉类毒素的免疫应答也更强。

表 1-4　母乳喂养针对儿童期多种疾病的保护作用

急性疾病	慢性疾病	患病及死亡
腹泻	糖尿病（1 型、2 型）	住院
呼吸道感染	腹部疾病	非新生儿期婴儿死亡
尿道感染	克罗恩病	婴儿猝死综合征
中耳炎和复发性中耳炎	儿童期癌症（如淋巴瘤、白血病、霍奇金病）	
坏死性小肠炎	过敏	
败血症	哮喘	
细菌性脑膜炎	肥胖与超重	
婴儿肉毒梭菌中毒	高胆固醇血症	

3. 母乳喂养可促进子代胃肠道的发育，提高对母乳营养素的消化、吸收和利用。

母乳中含有大量促进子代胃肠道发育，提高对母乳营养素消化、吸收和利用的物质，如生长因子、胃动素、胃泌素、乳糖、双歧因子（促进乳酸杆菌、双歧杆菌等益生菌在肠道的生存），又如消化酶（乳糖酶、脂肪酶）。

4. 母乳喂养可促进子代神经系统发育。

母乳中含有促进子代神经系统发育的多种必需营养素：热能营养素、矿物质、维生素、胆固醇、必需脂肪酸（牛磺酸、DHA）。

除营养素的作用外，母乳喂养过程中产生了许多良性神经系统刺激，如温度、气味、接触、语言、眼神等。末梢感觉神经传递良性刺激，促进中枢神经系统发育，形成反射弧，促进子代对外环境的认识及适应。

研究显示，母乳喂养儿童的智力测评得分比非母乳喂养的儿童要高出4.9分。一项17 500名婴儿参与的大规模实验（2008年发布）表明，语言智商高的婴儿中的纯母乳喂养率达到43%，而在一般人群婴儿中只有6.5%，差异有统计学意义。一项控制混杂因素（包括母亲学历和母亲智商）的Meta分析报道，母乳带来的微弱但显著的认知功能益处能持续到母乳喂养结束后。关于母乳喂养对学业表现的正面影响的报道持续到青少年期。母乳喂养能促进婴儿嗅觉、味觉、温度觉、听觉、视觉、触觉的发育。母乳喂养与人工喂养相比似乎可增加婴儿视觉灵敏度，在早产儿人群中尤为明显。

5. 母乳喂养可减少成年后代谢性疾病。

母乳喂养儿出生后1～2年生长正常，减少成年后肥胖、高血压、高血脂、糖尿病、冠心病的发生概率。婴儿出生后6个月内进行纯母乳喂养不仅能为他们当前的健康带来极大的益处，而且会给其整个生命周期带来积极的影响。母乳喂养的婴儿成年后患高血压、某些感染性疾病及与饮食有关的慢性疾病（肥胖、高血脂、糖尿病）的机会更少。母乳喂养能降低婴儿成年后血清胆固醇中位数，其影响甚至要大于膳食预防以及其他风险因素干预。母乳喂养针对 2 型糖尿病的保护作用几乎等同于膳食预防及体育运动。

二、对母亲的好处

1. 促进母亲乳汁分泌。婴儿频繁有效的吸吮是促进母亲乳汁分泌最有效的方法。不仅有利于母亲尽早下奶，也能有效预防母亲乳胀、乳腺炎等的发生。

2. 促进子宫收缩，减少产后出血，加速子宫恢复。产后 1 小时内进行母乳喂养可增强子宫收缩。产妇进行母乳喂养时体内释放出的缩宫素能加强子宫收缩，减少母亲产后出血，其作用与注射缩宫素的效果相似。母乳喂养还可使子宫更快地恢复到产前状态。

3. 有助于产后体重下降，促进体形恢复。母乳喂养每天可使母亲多消耗大于 500kcal 热量，从而使母亲发生超重、肥胖和 2 型糖尿病的概率更低。研究表明，持续母乳喂养超过 6 个月时，其降低体重的效果最明显。

4. 母乳喂养具有生育调节的作用。纯母乳喂养可推迟大多数母亲正常卵巢周期及生育能力的恢复，从而在整体上延长生育间隔。进行频繁的纯母乳喂养的妇女，在月经没有恢复的情况下，产后 6 个月内再次怀孕的可能性低于 2%。纯母乳喂养 6 个月以后继续母乳喂养至第 2 年，可使生育间隔延长到 1 年。延长生育间隔可能是婴儿死亡率下降的一个相关因素。此外，闭经也有利于母亲补充铁储存量并纠正贫血。

5. 预防癌症的发生。母乳喂养可降低母亲乳腺癌、卵巢癌、子宫癌发病风险。研究显示，在女性整个育龄期间如果坚持母乳喂养 6～24 个月，乳腺癌的患病率会下降 11%～

25％。另有研究显示，20 岁以前母乳喂养史超过 6 个月的妇女在绝经前患乳腺癌的风险明显减低，20 岁以上母乳喂养史在 3～6 个月的妇女患乳腺癌的风险也低于无任何母乳喂养史的妇女。此外，卵巢癌患病风险随着排卵频率增加而增加，那么母乳喂养期间停止排卵也可能是卵巢癌的一个保护因素。

6. 母乳喂养促进心理健康。母乳喂养的过程为母亲创造了一段安静的时光，培养了与婴儿的感情联系。婴儿的吸吮会刺激母亲的身体分泌催乳素，这种激素可促进乳汁分泌，并能使哺乳期妇女的情绪更加平静。研究数据显示哺乳产妇的类固醇激素减少。应激激素的迟钝反应能减少母亲的应激反应，可能是对产褥期应激的协调和适应机制。缩宫素也通过多巴胺调节通路使产妇对痛觉的感知度下降。

7. 对骨密度的影响：哺乳期母亲的骨密度会降低（约 5％），但断奶后正常，说明哺乳过程能促进骨骼的再矿化，而骨骼的再矿化可能有助于降低绝经后骨质疏松症的发生风险。流行病学研究提示母乳喂养并不增加绝经后骨质疏松的发病风险。事实上，一项研究表明，股骨骨折的发生率随着母乳喂养时间的增加而降低，提示去矿物质和补充矿物质的周期性重复可能使骨强度增加。

三、对家庭及社会的好处

对家庭来说，母乳喂养节约了家庭购买奶粉的费用；减少了人工喂养所需的人力，有助于母亲和其他家庭成员更好的休息；还可以减少婴幼儿生病的医疗开支及由此导致的父母误工而带来的经济损失，并有利于家长有更多时间照料其他孩子和处理家中其他家庭事务。此外，母乳喂养还可能减少计划生育（如人工流产）等费用。母乳喂养能促进家庭和谐，增加父母对家庭子女的社会责任感，有利于职工情绪稳定，提高工作效率。

母乳喂养也为国家和社会节约了大量的资源和开支。根据1997年美国妇幼特殊营养补充项目的数据，纯母乳喂养6个月的婴儿与没有母乳喂养6个月的婴儿相比，每年花费节省9.5亿美元以上。这笔节约下来的费用主要来源于配方奶粉的家庭花费和医疗保健支出。同时，母乳喂养降低了公共卫生和妇幼特殊营养补充项目的成本，减轻了由于处理配方奶罐和奶瓶等废弃物而给环境带来的负担，节约了用于生产和运输人工喂养物品的能源。

四、对人类远期健康质量的好处

"人类疾病与健康起源"研究显示，许多成年期疾病，特别是影响健康与寿命的疾病，如肥胖、糖尿病、高血脂、高血压、冠心病等，与胎儿宫内营养、乳儿期喂养方式、出生后1～2年追赶生长速度及第二次脂肪存积（青春前期）密切相关，母乳喂养可减少乳儿（出生后1～2年）生长发育迟缓及过快增长，有利于成年期代谢性疾病的预防，减少成年后代谢性疾病。

婴儿出生后6个月内进行纯母乳喂养不仅能为他们当时的健康带来极大的益处，而且会对其整个生命周期带来积极的影响。母乳喂养的婴儿成年后患高血压、某些感染性疾病及与饮食有关的慢性疾病（肥胖、高血脂、糖尿病）的机会更少。母乳喂养能降低婴儿成年后血清胆固醇中位数，其影响甚至要大于膳食预防以及其他的风险因素干预。母乳喂养对2型糖尿病的保护作用几乎等同于膳食预防及体育运动。

第四节　人工喂养

人工喂养是当母亲因各种原因不宜喂母乳（如精神病、肾病、心脏病患者及慢性病需长期服药者）或不能喂母乳（如苯丙酮尿症患儿、艾滋病等传染病现患者）时，选用牛乳、羊乳或其他代乳品喂养婴儿。

一、其他乳汁与人乳的区别

简而言之，不同哺乳动物的生长、生存营养需求不同，其乳汁成分也不同，从而适应这一种系的子代生长和生存（表1-5）。例如牛乳是专门为小牛而"设计"的，同样，马、羊、猪等乳汁最适于自己的"孩子"。

表1-5　不同哺乳动物乳汁的差异

	人乳	动物乳汁	配方乳
细菌污染	无	可能	配制时可能
抗感染因子	有	无	无
生长因子	有	无	无
蛋白质	乳清蛋白/酪蛋白为70/30，适量，易消化	乳清蛋白/酪蛋白为18/82，太多，难消化	部分适量
脂肪	足够的必需脂肪酸，含有脂肪酶易于消化	缺乏必需脂肪酸，无脂肪酶	缺乏必需脂肪酸，无脂肪酶
乳糖	高	低	
铁	少量，易吸收	少量，不能很好吸收	添加，不能很好吸收

	人乳	动物乳汁	配方乳
维生素	足够	维生素 A、维生素 C 不足	添加了维生素
水分	足够	需要补充	可能需要补充

二、常规进行人工喂养的危害 (图 1 - 2)

1. 婴儿出生后采用人工喂养：①不利于母亲尽早下奶。婴儿可能因吃饱而不愿吸吮母亲乳头，干扰母婴结合，不仅影响了乳汁分泌，容易造成乳量不足，还会引起母亲乳胀、乳汁淤积、乳腺炎等的发生。②容易造成乳头错觉。③易造成胎便迟排、并发新生儿黄疸及可能发生变态反应等。

2. 配方乳缺乏母乳中的免疫活性物质，而使婴儿患病的可能性增加：腹泻及呼吸道感染较多，易过敏及乳汁不耐受，营养不良、维生素 A 缺乏等。

3. 使用奶瓶和奶嘴等物品如清洗和消毒不足，可能引起疾病，如持续腹泻。

4. 人工喂养的婴儿由于通过吸吮乳头满足自己的口欲，容易过饱而发生体重超重，患某些慢性疾病的危险增加。

5. 减少了家人对婴儿的关注和怀抱，智力测验评分较低。

6. 可能死亡。

7. 对于母亲而言，可能很快再次妊娠，增加贫血、患卵巢癌及乳腺癌的危险。

8. 增加家庭负担。

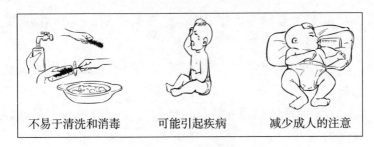

不易于清洗和消毒　　可能引起疾病　　减少成人的注意

图 1-2　奶瓶喂养的缺点

第五节　科学合理母乳喂养

一、成功母乳喂养的十项措施

1989 年世界卫生组织（WHO）和联合国儿童基金会（UNICEF）发表了《保护、促进和支持母乳喂养的联合声明》，提供了促进母乳喂养成功的十大措施。具体内容如下：

1.有书面的母乳喂养政策，并常规地传达到所有保健人员。

2.对所有保健人员进行必要的技术培训，使其能实施这一政策。

3.要把有关母乳喂养的好处及处理方法告诉所有的孕妇。

4.帮助母亲在产后半小时内开始母乳喂养。

5.指导母亲如何喂奶，以及在需与婴儿分开的情况下如何保持泌乳。

6.除母乳外，禁止给新生婴儿吃任何食物或喝饮料，除非有医学指征。

7. 实行母婴同室，让母亲与其婴儿一天24小时在一起。

8. 鼓励按需哺乳。

9. 不要给母乳喂养的婴儿吸人工奶头，或使用奶头作安慰物。

10. 促进母乳喂养支持组织的建立，并将出院的母亲转给这些组织。

二、纯母乳喂养 6 个月

《婴幼儿喂养全球策略》建议：**6 个月以内婴儿采用纯母乳喂养**。医务人员应重点帮助怀疑母乳喂养意义的妇女树立信心。

纯母乳喂养（exclusive breastfeeding）：指只给婴儿喂母乳，而不给其他任何的液体和固体食物，甚至不给水。但可以服用维生素或矿物质补充剂和药物滴剂或糖浆。研究显示，如果总人口的早断奶率是30％，则在总人口所患的慢性病中，有6％～24％与早断奶相关。在中国，过早断奶的比率达66％，由此引起的慢性病比例将更高。

以往，新生儿在出生后6小时未开奶前，常规被喂以葡萄糖水，目的是防止低血糖和脱水。其实大可不必，新生儿是伴着水、葡萄糖和脂肪储存而诞生的。最初几天，少量初乳完全能满足需求，无须添加任何饮料和母乳代用品。若添加，只会给成功的母乳喂养带来不良影响。此外，加用糖水或代乳品时，必然要用奶瓶、奶嘴喂给，这就使婴儿容易产生乳头错觉。因为橡皮奶头较长，出奶孔较大，瓶中乳汁或水容易流出，孩子吸吮很方便，如果新生儿期吸之，很容易成为习惯，产生依赖性，对吸吮母亲乳头不再感兴趣，拒绝吸吮母乳，造成乳汁分泌少，这样每次吸吮所获乳汁少，婴儿更不愿意费力，于是形成恶性循环。

三、母乳喂养持续 2 年

在添加辅食的基础上，母乳喂养可持续至婴儿 2 岁及 2 岁以上。

由于 6 个月后，母乳已不能提供婴儿生长发育所需的全部营养物质，特别是铁的不足容易造成婴儿缺铁性贫血的发生。辅食添加也有利于婴儿牙齿发育，并能引导婴儿从流质食物向固体食物过渡。因此，建议 6 个月后为婴儿添加辅食，并在此基础上继续母乳喂养。值得注意的是，母乳仍可以为婴儿提供众多营养物质和免疫物质，对于婴儿生长发育、预防疾病、满足依恋仍有重要意义。

第二章　乳汁的产生和分泌

＊＊＊＊＊＊＊＊＊＊＊＊＊＊＊＊＊＊＊＊＊＊＊
目的
　　本章结束时，学员应该掌握：
　　◇ 乳房的主要结构、发育与功能
　　◇ 乳汁产生和泌乳的激素调节机制
　　◇ 泌乳的发动机制与维持条件
＊＊＊＊＊＊＊＊＊＊＊＊＊＊＊＊＊＊＊＊＊＊＊

第一节　乳房的结构和发育

一、乳房的结构

（一）乳房组织

　　女性乳房是两个半球形的性征器官，位于胸大肌浅表、前胸第 2～6 肋骨水平浅筋膜的浅、深层之间。乳头位于乳房中心，周围色素沉着区为乳晕。乳房是由皮肤、乳腺组织、结缔组织和起到保护作用的脂肪组织组成的。

　　乳腺组织：成年女性乳腺有 15～20 个腺叶，每个腺叶分成若干腺小叶，后者由许多腺泡组成，这是乳房最主要的部分。乳腺腺泡是泌乳的场所，腺泡内有泡腔，所有分泌的乳汁存在腺泡腔内，有小的输乳管与之相通。每个腺叶有各自相应的导管系统。数个小乳管汇集成小叶间乳管，多个小

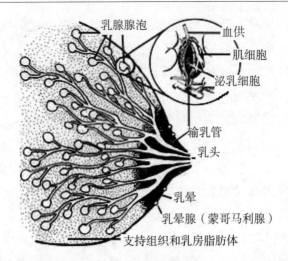

图 2-1　乳房解剖图

叶间乳管汇聚成 15～25 个主要的导管（大乳腺管），以乳头为中心呈放射状分布在乳腺组织内。这些导管排出（乳）腺体分泌的物质。大乳腺管近乳头侧 1/3 段略为膨胀，有 4～18 个输乳管（平均 9 个）开口于乳头。

结缔组织：腺叶之间有许多与皮肤垂直的纤维束，上连皮肤及浅筋膜浅层，下连浅筋膜深层，起支持、固定乳房作用。

脂肪组织：脂肪组织包裹整个乳腺组织（乳晕除外），脂肪组织层厚则乳房大，反之则小。

（二）乳房血管与神经系统

乳房血管：乳房的血液供应非常丰富，主要来自胸外侧动脉、肋间动脉以及胸廓内动脉的分支，静脉伴随动脉走行，在乳晕和乳头内与动脉吻合。

淋巴组织：乳房皮肤和乳头上有丰富的淋巴网，淋巴管稠密，主要输入乳房上淋巴结。乳房的淋巴管通向腋下淋巴结，当乳房有炎症时，腋下淋巴结肿大，并有压痛。

神经系统：乳房和乳头皮肤有丰富的外感受器，腺泡、血管、导管系统有化学、压力等内感受器。乳房充胀的压力刺激和婴儿吸吮乳头的刺激，通过感觉神经纤维传入中枢神经系统。神经冲动使神经垂体分泌催产素，催产素通过血液循环到达导管和腺泡周围的近端上皮细胞，引起细胞收缩，将乳汁排出，对泌乳起调节作用。

二、乳房的发育

乳房的发育可以分为五个阶段：胚胎期、青春期、孕期、哺乳期和退化期。乳腺发育受神经系统和内分泌系统活动的调节。

（一）乳房的发育阶段

1. 胚胎期乳房发育

乳房于胎儿 18～19 周开始形成。由于母体的雌激素可通过胎盘进入胎儿体内，引起乳腺组织增生，故新生儿出生后乳头下可出现 1～2cm 大小的硬结，并有少量乳汁样物质分泌。随着母体激素代谢，这种现象自行消失。青春期前乳腺基本上处于"静止"状态。

2. 青春期乳房发育

乳房发育象征着青春期的开始，同时也是乳房发育的重要阶段。最初是乳房大小增加、乳晕颜色加深和乳晕下方组织增多。青春期乳房开始发育的平均年龄为 10 岁左右，发育后的 2.5～3 年月经初潮。但发育年龄也可因种族和环境因素而不同，青春期正常的乳房发育平均需要 3～3.5 年。

青春期雌激素和垂体分泌的激素刺激乳腺管生长，进入早期生成的乳房脂肪垫中。随着月经和排卵周期的出现，黄体期卵巢分泌孕酮引起腺泡的生长和发育，以后在每一个月经周期中都有新的上皮组织生成。

3. 孕期的乳房发育

孕期乳房发生明显的变化，其重量、血流量增加。高水平的雌激素和孕激素使乳腺迅速生长、发育。除了孕酮外，催乳素和胎盘生乳素水平的增加，也被认为是乳房生长发育的重要因素。在孕中期，腺体生长成小叶簇，分泌出少量的物质，在血液和尿液中可检测到乳糖，这个过程被称为"乳生成的第一阶段"。一些孕妇在孕晚期会有少量乳汁渗出，这种现象是正常的。直到分娩之前，随着体内孕酮的升高，腺体数量将一直增加。

4. 哺乳期乳房的变化——泌乳

泌乳是分泌乳汁的过程，只要乳汁规律地从腺体中排出，泌乳就能持续。催乳素是保持分泌乳汁的必要条件，催产素产生射乳反射，使得婴儿从乳房中吸出乳汁。

分娩后，乳汁开始分泌，大概需要 4 天时间，泌乳量增加的速度达到高峰。产后 40 小时乳房体积增加，俗称"下奶"。对于大多数女性来讲，这种乳房的变化在产后 2～5 天可以明显观察到，初产妇出现的时间要比经产妇稍晚些。"下奶"这一说法，容易让母亲产生误解，认为"未下奶"前乳汁分泌不够。事实上，虽然产后前几天只能分泌少量的初乳，但也能满足新生儿的需要。

无论是否母乳喂养，泌乳都会发生，这个过程以乳房的血流量增加为标志。随着乳汁分泌量的增加，其组成成分也发生变化。即使母亲不进行母乳喂养，也会经历乳房肿胀和渗乳，尤其是在乳房未由新生儿频繁吸吮的情况下。

（二）乳房发育的调节

1. 激素调节

乳腺的生理发育过程受腺垂体、卵巢和肾上腺皮质等分泌的激素影响。如卵巢分泌的雌激素、孕激素，脑垂体分泌的生长激素、催乳素；胰岛素、甲状腺激素、副甲状腺素和肾上腺皮质激素等也会起到辅助作用。雌激素要充分发挥作用还要依赖于脑垂体分泌的催乳素协同。

（1）导管系统生长的激素调节：由妊娠期胎盘分泌的雌激素、生长激素（GH）、催乳素（PRL）、糖皮质激素和胰岛素等协同进行。

（2）腺泡系统发育的激素调节：孕酮与雌激素协同作用引起腺泡的进一步发育，同时参与作用的还有生长激素、催乳素和甲状腺激素。

2. 神经调节

刺激乳腺的感受器，发出冲动传到中枢神经系统，通过下丘脑-垂体系统和直接支配乳腺的传出神经控制乳腺的发育。神经系统对乳腺的营养作用也很重要。

第二节　孕期乳房的变化

一、乳房外观变化

妊娠期乳房会发生很大的变化。

乳房增大，孕妇感到乳房肿胀不适或发生胀痛、触痛。有的孕妇乳房可出现皮纹，与腹部皮肤妊娠纹相似；有的可在乳房表皮下看到纤维或稍有扩张的静脉血管。

乳头增大，颜色变深，受到刺激时极易搏起。

乳晕区域扩大，色素沉着增加。乳晕处的皮脂腺肥大而隆起，形成许多圆形结节状突起，这就是蒙哥马利腺，又称蒙氏结节（蒙氏小体），它分泌的物质可以润滑和保护乳头。

二、乳腺组织变化

妊娠期乳房的组织学变化与妊娠后内分泌激素的变化有关。妊娠早期为维持孕卵的发育，体内雌激素、孕激素、甲状腺激素和垂体激素均有不同程度的增加。胎盘发育成熟后，其本身也可分泌多种甾体激素。在雌激素、孕激素和胰岛素的协同作用下，乳腺管增长迅速，并促使乳腺腺泡进一步发育和成熟。

孕 4～12 周，乳腺管远侧端呈芽状突出及上皮增生，形成腺体，至妊娠末期则有大量新生的乳腺管及腺泡形成。孕16 周末，腺小叶明显增大，腺泡数量增多，腺腔较孕前扩张，并含少量分泌物。此时，有的孕妇乳房可挤出少量黄色稀薄液体，这与相应的组织学变化有关。妊娠中期腺泡的上皮细胞为矮柱状，细胞内含多量脂肪。孕 28～36 周，腺体进一步扩张，上皮细胞变为扁平，含空泡，成为乳汁分泌前的腺泡上皮，为乳汁的分泌做好充分准备。

孕期性激素抑制催乳素的分泌活动，使乳汁不能大量分泌。

第三节　乳汁生成、分泌和射乳

乳汁生成、分泌和射乳是一系列复杂的生理反射活动。乳汁由腺泡细胞分泌并排入腺泡腔内，再通过乳管从乳头排出。乳汁排出需要多种激素参与，最重要的是脑腺垂体分泌的催乳素和神经垂体分泌的催产素。此外，乳母营养物质的摄入及其情绪状态等都会对此产生一定程度的影响。

一、乳汁生成

哺乳期女性的乳汁生成取决于婴儿的需要，当乳汁单位热量较低时，婴儿吮吸增加使乳房排空，进而导致泌乳量增加。即使是双胞胎或三胞胎的母亲，通过婴儿频繁的吸吮，也能产生足够多个婴儿需要的乳汁量。然而，如果婴儿除乳汁外还补充了其他食物，吸吮母亲的乳房减少了，泌乳量也会相应减少。

二、乳汁分泌

（一）乳汁分泌的启动

妊娠期间，胎盘和卵巢分泌大量的雌激素和孕酮，抑制了腺垂体的分泌功能。妊娠后期，血液中催乳素、肾上腺皮质激素（GCs）浓度较高，具备泌乳条件，但由于血液中胎盘生乳素水平较高，对乳腺催乳素受体有封闭作用，无法启动泌乳。分娩后胎盘排出，胎盘生乳素水平下降，其封闭作用解除；同时，孕酮水平急剧下降，解除对下丘脑和腺垂体的抑制作用，引起催乳素迅速释放，促进乳汁的生成，从而发动泌乳。

另外，分娩应激和前列腺素的作用进一步促进了催乳素和肾上腺素的分泌，为泌乳的发动创造了条件。

（二）乳汁分泌的调节

催乳素是由脑垂体产生的一种多肽激素，分泌频率呈脉冲式，每天发生 7～20 次，最长一次峰值可持续 75 分钟，一天之中有很大的变化。睡眠 1 小时内，催乳素分泌的脉冲幅度迅速提高，之后在睡眠中分泌量维持在较高的水平，醒后则开始下降。清晨 3、4 点时血清催乳素分泌浓度比中午增加了 1 倍。在喂哺过程中，婴儿吸吮通常导致催乳素分泌快速增加。吸吮刺激母亲乳头的神经末梢，并将神经冲动传递到腺垂体，使之产生催乳素，这一过程称为泌乳反射。催乳素通过血液循环，运送至乳腺，刺激乳腺分泌乳汁。

催乳素的血液浓度随婴儿吸吮频率和强度的增加而升

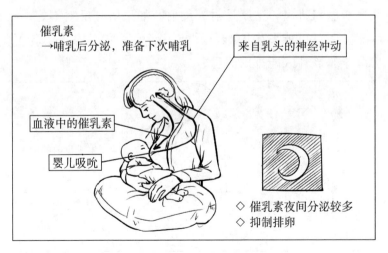

图 2-2　催乳素对乳汁分泌的调节

高，使乳腺泌乳增多，这是促进泌乳的关键机制。因此，为了让母亲体内产生更多的催乳素，母亲应根据婴儿的需求进行喂哺。另外，婴儿每次吸吮的时间应在 30 分钟以上，以使母亲体内的催乳素达到高峰。

虽然乳汁分泌依赖于催乳素的调节，但同时也受乳房局部调节的影响。若没有及时将乳汁排出乳房，乳腺导管内的乳汁累积过多，会反馈性地产生抑制泌乳的蛋白质，导致泌乳量减少。

三、射乳反射

婴儿要得到足够的乳汁，还需有射乳反射建立。婴儿吸吮乳头及乳晕的刺激，由神经反射传递到神经垂体，使之分泌催产素（引起子宫收缩和乳汁喷射的激素）。催产素经血液输送至乳房，促使乳腺泡周围肌上皮细胞收缩，致使乳腺内的乳汁排入乳腺小管，再经乳腺大管和乳晕下的小囊从乳头乳腺管口排出，这就是射乳反射。如果射乳反射不好，喂哺婴儿时就可能发生困难，看上去好像是乳房停止泌乳了，实际上是乳汁未能排出而已。

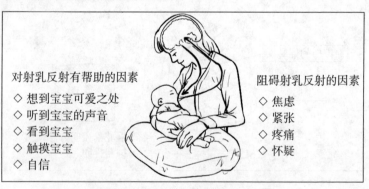

对射乳反射有帮助的因素
◇ 想到宝宝可爱之处
◇ 听到宝宝的声音
◇ 看到宝宝
◇ 触摸宝宝
◇ 自信

阻碍射乳反射的因素
◇ 焦虑
◇ 紧张
◇ 疼痛
◇ 怀疑

图 2 - 3　帮助和阻碍射乳反射的因素

　　当母亲疲惫、疼痛、紧张、焦虑或忧郁时，都可通过神经反射抑制催产素分泌，使乳量减少；而母亲心情放松时，听到或看到婴儿，甚至只是想起婴儿，均可促进催产素的分泌。例如，喂哺前婴儿的哭声即可触发母亲释放催产素，从而引起射乳反射。

第三章　母乳喂养技巧

＊＊＊＊＊＊＊＊＊＊＊＊＊＊＊＊＊＊＊＊＊＊＊＊＊

目的

　　本章结束时，学员应该掌握：

　◇ 正确的母乳喂养体位

　◇ 正确托起乳房的方法

　◇ 帮助新生儿正确含接的技巧

＊＊＊＊＊＊＊＊＊＊＊＊＊＊＊＊＊＊＊＊＊＊＊＊＊

第一节　母乳喂养的体位

一、母亲的体位

　　母亲哺乳时，通常采用坐位或卧位。坐位哺乳时椅子高度要合适，把一个软垫或枕头放在她的背后。如果椅子太高，可放一个小凳子在母亲脚下，注意不要使她的膝盖抬得过高，这样会使婴儿的鼻子不能对着母亲的乳头。如果母亲坐在床上，可将婴儿放在膝上，用枕头托住婴儿的身体，使母亲不必向前倾着身体喂奶。

二、抱婴儿的四个要点

> 1. 婴儿的头和身体呈一直线；
> 2. 婴儿的脸贴近乳房，鼻子对着乳头；
> 3. 婴儿身体贴近母亲；
> 4. 若是新生儿，母亲不仅要托住其头部和肩部，还要托住臀部。

【解释】

要点1：如果婴儿的头是扭曲的或歪的，就不能轻松地吸吮和吞咽。

要点2：如果母亲将婴儿抱得过高，婴儿的鼻子不能对着母亲的乳头，母亲就不容易将乳头放在婴儿的嘴里。

要点3：婴儿的整个身体应几乎都面对着母亲的身体，只稍离开一点儿以使他刚好能看见母亲的脸，这是婴儿吃奶的最佳姿势。因为只有将婴儿抱紧，婴儿才能含住大部分乳晕。

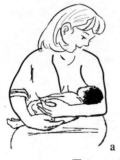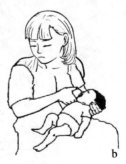

a   b

图3-1　母亲如何抱好婴儿

a. 婴儿的身体贴近母亲，面向乳房，母亲面对面注视着婴儿

b. 婴儿的身体远离母亲，颈部扭曲，没有母婴目光的接触

要点4：这点对新生儿很重要，是为了确保新生儿的安全。对于稍大的婴儿，托着婴儿的上半身就可以了。

三、哺乳体位

坐位哺乳常用的是摇篮式（图3-2）、橄榄球式（图3-3）和交叉式（图3-4）。此外，还可以采用卧位哺乳。

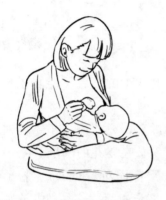

图3-2　摇篮式哺乳体位图

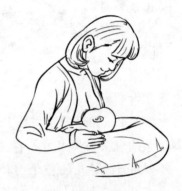

图3-3　橄榄球式哺乳体位图

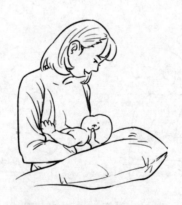

图3-4　交叉式哺乳体位图

（一）摇篮式

1. 适应证：足月婴儿或者母亲喜欢这种体位。

2. 方法：母亲将婴儿抱在怀里，让婴儿的脖子靠近母亲肘的弯曲部位，背部贴着母亲前臂，婴儿的肚子贴着母亲的肚子，头和身体呈一直线。为了让母亲的胳膊得到支撑而不累，可以在母亲胳膊下垫枕头。

（二）橄榄球式

1. 适应证：双胎、婴儿含接有困难、母亲乳腺管阻塞或者母亲喜欢这种体位。

2. 方法：母亲将婴儿放在胳膊下，用枕头托住新生儿的身体和头部，母亲的手托住婴儿的枕部、颈部和肩部。

（三）交叉式

1. 适应证：非常小的婴儿、患儿、伤残儿或者母亲喜欢这种体位。

2. 方法：母亲用乳房对侧的胳膊抱住婴儿，用前臂托住婴儿的身体，婴儿的头枕在母亲的手上，她的手在婴儿的耳朵或更低一点的水平托住婴儿的头部、颈部和肩部，用枕头帮助托着婴儿的身体。可用乳房同侧的手托起乳房，不要将婴儿的头推向乳房。

（四）卧位式

1. 适应证：剖宫产术后、正常分娩后第一天或者母亲喜欢这种体位。

2. 方法：帮助母亲侧卧位躺着，身体舒适放松，头枕在枕头的边缘，一只手臂放在枕头旁。新生儿也要侧卧位，头不要枕在母亲的手臂上。母亲不要用手按住新生儿的头部，让新生儿的头能自由活动，避免乳房堵住新生儿的鼻部，引起呼吸不畅。母亲的另一只手搂住新生儿的臀部。

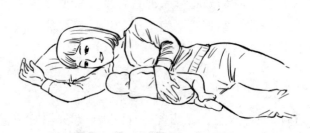

图 3-5 母乳喂养卧位式体位图

不论母亲采用何种体位，四个要点都适用。

指导人员提供帮助前，首先应对母亲喂哺婴儿时采用的体位进行观察，以了解她的情况，不要急于让她改变原来的做法。尽可能让母亲自己来做，讲清楚要点，可用娃娃做示范，让她了解你的意图，不要代替她做。

四、常见问题及处理方法

有些母亲抱婴儿的姿势不正确，使婴儿含接困难，不能做到有效吸吮。常见问题有：

1. 座位太低，使母亲膝部抬得过高。应选择合适高度的座位。

2. 座位太高，母亲不容易将婴儿抱在平行于乳房的位置，身体容易前倾。可在母亲腿上放枕头，托住婴儿。

3. 坐姿靠前，没有物品支撑母亲的背，她的身体前倾，既紧张又不舒服。可在母亲背后放枕头，支撑母亲的背部。

4. 对很小的婴儿，母亲用手臂的弯曲部，而不是用她的前臂托住婴儿。应采用交叉式哺乳体位，用乳房对侧的胳膊抱婴儿。

5. 婴儿的颈部歪着，身体扭曲且没有贴近母亲；母亲只撑着婴儿的头而未托着其臀部。应将婴儿抱紧，使其整个身体几乎都面对着母亲的身体。

掌握好哺乳体位的四个要点。在母亲分娩后前几天，护理人员应注意观察母亲的哺乳体位，及时发现问题，给予帮助。

第二节　托起乳房的方法

一、C字形托起乳房

示指支撑着乳房基底部，手靠在乳房下的胸壁上，大拇指放在乳房的上方，两个手指可以轻压乳房，改善乳房形态，使婴儿容易含接（图3-6）。托乳房的手不要太靠近乳头。如果母亲的乳房大而且下垂，用手托住乳房可帮助乳汁流出。如果乳房小而高，则喂哺时不需要总托住乳房。

医务人员尽可能不要去碰母亲和婴儿。假如你为了向母亲示范，可以把你的手放在母亲的手或手臂上指导她，帮助母亲了解你的意图，使她真正掌握正确的方法。注意不要将婴儿的头往乳房上推。

二、应避免的常见问题

1. 手指靠乳晕太近或捏着乳头往婴儿口中放，影响婴儿含接。

2. "剪刀"或"雪茄"式或用大拇指和示指紧夹乳头或乳晕，这些托着乳房的姿势使婴儿不能很好地含接和有效地吸吮。"剪刀"式托住乳房会阻断乳汁的流出，但是当射乳反射过强时，可采用"剪刀"式减少乳汁流出，防止婴儿呛奶，此时要注意变换手指按压的方向。

3. 喂哺时，母亲因为担心乳房会堵住婴儿的鼻子，用手指将婴儿鼻子处的乳房组织向后压，这样容易导致乳腺管阻塞。

4. 医务人员用自己的一只手托起母亲的乳房，另一只手将婴儿的头推向乳房，而不是帮助母亲让她自己将婴儿抱向乳房。这样对婴儿的脑后施加压力，婴儿会反射性地将头后仰。如果反复多次，可能会导致婴儿拒绝母乳喂养。

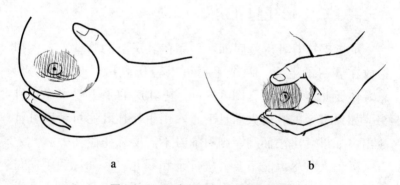

a   b

图 3-6　母亲如何托起乳房示意图

a. 手贴着胸壁，用示指托在乳房的底部（正确）

b. 托乳房时手太靠近乳头（错误）

第三节 含接姿势

一、正确的含接姿势

母亲用 C 字形的方法托起乳房，用乳头刺激婴儿的口周围，使婴儿建立觅食反射。当婴儿的口张到足够大时，将乳头及大部分乳晕送到婴儿嘴中。

二、正确含接的要点

1. 嘴张得很大。
2. 下唇向外翻。
3. 舌头呈勺状环绕乳晕。
4. 面颊鼓起呈圆形。
5. 婴儿嘴上方有更多的乳晕。
6. 慢而深地吸吮，有时突然暂停。
7. 能看见或听到吞咽。

婴儿的下颌贴在母亲的乳房上，嘴张得很大，将乳头及大部分乳晕含在口中。婴儿下唇向外翻，嘴上方的乳晕比下方多（图 3-7）。

婴儿慢而深地吸吮，这是婴儿吃到母乳时很重要的征象，表明含接姿势正确，吸吮有效。通常婴儿先快吸几口以启动射乳反射，当乳汁流出并充满了婴儿的口腔时，即开始慢而深的吸吮，然后停顿一会儿，再开始几次较快的吸吮。可以听到吞咽声，有时可以看见吞咽的动作。

注意母亲的反应。婴儿吸吮时，如果母亲很舒服而且很高兴，表明婴儿含接良好；如果母亲感觉不舒服或疼痛，表明婴儿含接不良。

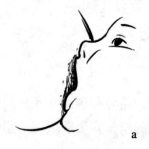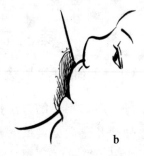

a　　　　　　　　　　　　　　　　b

图 3-7　含接姿势示意图

a. 正确的含接姿势：婴儿将大部分乳晕含在口中

b. 错误的含接姿势：婴儿未能将大部分乳晕含在口中

为了让母亲掌握良好的哺乳体位和正确的含接姿势，指导人员需要多次甚至连续几天给予其帮助。

三、常见问题及处理方法

婴儿含接不正确时，通常表现为：

1. 婴儿嘴未张大，下唇向内翻。

2. 婴儿只含住乳头，未将大部分乳晕含在口中，易造成母亲乳头疼痛及皲裂。

3. 婴儿下颌未接触母亲的乳房，鼻子被乳房组织阻塞，影响呼吸。

4. 婴儿吸吮时面颊内陷，不鼓起。

5. 婴儿一直快而浅地吸吮。

6. 婴儿吸吮时伴有"哐哐"声。

7. 由于含接姿势不正确，婴儿得不到足够的乳汁。

处理方法：婴儿含接错误时，需要按正确方法重新含接。为避免损伤乳头，母亲不要强行将乳头从婴儿口中拿出，可将清洁的手指放入婴儿口中替换出乳头。

第四章　评估及维持母乳喂养

＊＊＊＊＊＊＊＊＊＊＊＊＊＊＊＊＊＊＊＊＊＊＊＊＊＊＊＊

目的

　　在本章结束时，学员能够掌握：

◇ 如何观察母亲和婴儿

◇ 通过观察母婴来评估母乳喂养

◇ 如何示教和解释母乳喂养

＊＊＊＊＊＊＊＊＊＊＊＊＊＊＊＊＊＊＊＊＊＊＊＊＊＊＊＊

　　评估母乳喂养是通过观察了解母乳喂养过程中存在的问题，进而判断母亲是否需要帮助和如何帮助。评估母乳喂养需在喂哺婴儿时进行。

第一节　评估母乳喂养

观察要点	
观察母亲	**观察婴儿**
◇母亲的一般情况	◇婴儿的健康状况
◇抱婴儿的体位	◇婴儿吃奶的反应
◇托乳房的方法	◇婴儿的含接姿势
◇乳房的条件	◇婴儿的吸吮
◇询问母亲哺乳时的	◇婴儿是否吃饱
感觉	◇哺乳持续的时间

一、从母亲那观察到什么

母亲舒适放松地和婴儿在一起，心情愉快。她抱着婴儿紧贴着自己，让婴儿的脸对着她的乳房，用前臂托住婴儿，充满爱意地看着并抚摸婴儿。

母亲坐姿不舒适，看起来垂头丧气，对婴儿也不感兴趣，松松垮垮地抱着他，贴得不紧。婴儿的脖子扭曲着，母亲没有用前臂托着婴儿，不看也不抚摸他。为了让他继续吃奶，偶尔摇晃或戳婴儿几下。

要点1：观察母亲的一般情况

1. 母亲的年龄、健康、营养和社会经济状况。

2. 母亲的表情，通过表情可以获知她的一些感受，如是否舒适放松或紧张。

3. 母亲穿的衣服是否使她喂哺有困难。

4. 是否有其他家庭成员在场，他们对母乳喂养的态度。

5. 是否准备了奶瓶。

要点2：观察母亲抱婴儿的体位

1. 母亲是否充满自信，舒适放松地抱着婴儿贴近自己，婴儿的鼻子是否对着母亲的乳房。如果母亲精神紧张，松垮地抱着婴儿，婴儿的脖子扭曲着，脸转向一边，这样婴儿很难做到正确含接和有效吸吮，不能得到充足的乳汁。

2. 母亲抱新生儿时，应同时托着新生儿的头、肩和臀部，以确保新生儿的安全。对于大月龄的婴儿，只托着头和肩即可。

3. 母亲表现出与婴儿"结合"的征象。母亲看着婴儿，抚摸并和他说话，这就是"结合"的征象，有助于成功母乳喂养。如果母亲不看着婴儿，既不抚摸也不与之交谈，没有较好地与婴儿"结合"，母乳喂养过程中就有可能出现问题。

如果母亲对母乳喂养感觉好，而且她的喂哺体位正确，母乳喂养容易成功。

要点3：观察母亲托乳房的方法

1. 母亲用C字形托起乳房的方法有助于婴儿有效地含接。如果母亲的手在接近乳晕的地方托着乳房，有可能会阻断乳腺导管，使婴儿吸吮困难而得不到充足的乳汁。

2. 母亲如果用手指在婴儿鼻子前将乳房组织向后压，容易导致乳腺管阻塞。

3. 母亲以"剪刀"式托着乳房。所谓"剪刀"式即示指在上、中指在下固定乳头和乳晕，这样使婴儿很难将更多乳晕含到嘴里，而且手指的压力可能阻断乳腺导管。

要点4：观察母亲乳房的条件

母亲乳房和乳头的大小、形状，有无肿块、皲裂。如果婴儿离开乳房后发现乳头压扁了，或在乳头顶部或下方有条横线，说明含接姿势不正确。

要点5：询问母亲喂哺时的感觉

如果母亲感觉舒适、高兴，表明婴儿含接姿势正确；如果感觉不舒服或乳头疼痛，则可能婴儿含接姿势不对。同时，应注意观察和询问母亲有无射乳反射。母亲在分娩后头几天，可出现产后痛，表现为喂哺时感觉子宫疼痛，这是射乳反射活跃的一种征象。

二、从婴儿那观察到什么

要点1：观察婴儿的健康状况

1. 注意他的健康、营养及警觉状况。

2. 寻找可能会干扰母乳喂养的情况。

（1）鼻塞

（2）呼吸困难

（3）鹅口疮

（4）黄疸

（5）脱水

（6）舌系带问题

（7）腭裂、唇裂

要点2：观察婴儿吃奶的反应

1. 比较小的婴儿想吃奶时就会自己寻找乳房。他（她）可能会把头转来转去，张开嘴，舌头向下、向前吸住乳房。

2. 较大的婴儿会转身并用手够乳房。

以上两种反应都表示婴儿想要母亲喂哺。

3. 婴儿吃奶时很安静，吃后很放松和满意，表明他（她）已经吃到足够的母乳。如果婴儿吃奶时很烦躁，拒绝或离开乳房，表明乳房含接不正确，没有吃到奶。

44

要点 3：观察婴儿含接姿势

表 4 - 1　婴儿含接姿势正确与错误对照表

正确姿势	错误姿势
婴儿下颌贴到乳房	婴儿下颌没有贴到乳房
嘴张得很大	嘴张得不够大（特别是相对于一个大乳房）
下唇向外翻	口唇向前或下唇向里卷
面颊鼓起呈圆形	面颊紧张或吸吮时向内凹
嘴上方的乳晕比下方的多	嘴下方的乳晕比上方的多或上下乳晕一样多
喂哺时乳房看起来呈圆形	喂哺时可看到乳房被牵拉

可在自己的手背上模仿正确的含接姿势：张大嘴，舌头向下、向前，下唇外翻，慢而深地吸吮，吸一次大约 1 秒钟。

可在自己的大拇指上模仿不正确的含接姿势：嘴几乎是闭着的，口唇向前，面颊向里缩，快而小口地吸吮。

要点 4：观察婴儿的吸吮

1. 慢而深地吸吮。通常婴儿先快吸几口以启动射乳反射，当乳汁流出并充满婴儿的口腔时，他（她）即开始慢而深的吸吮，然后停顿一会儿，再开始几次较快的吸吮。这是婴儿吃到母乳时很重要的征象，**表明他（她）含接姿势正确，吸吮有效**。

2. 一直快而浅地吸吮。这是婴儿没有吃到奶的征象，表明乳房含接不好且为无效吸吮。

3. 看到或听到婴儿吞咽。当听到婴儿吞咽声或看见吞咽动作时，表明他（她）吃到了奶。

4. 吸吮时伴有"哐哐"声，表明婴儿乳房含接不好。

5. 吞咽时声音很响。当婴儿一次咽下大量液体时可发出很响的声音，表明婴儿吃到了很多乳汁。这种情况可能是正常的，但有时也可能会因为供奶过多，乳汁流出过快，婴儿容易呛奶，反而导致母乳喂养困难。

要点 5：观察婴儿是否吃饱

1. 新生儿出生后 7～10 天内体重应恢复至出生体重；此后体重持续增加，满月增长 600 克及以上。

2. 婴儿的排尿和排便情况良好，说明婴儿摄入了足够的母乳。

（1）母亲"下奶"后婴儿每日排尿 6 次以上，尿清、稀释。

（2）出生后每天排胎便数次，3～4 天后大便颜色应从墨绿色胎便逐渐变为棕色或黄色。

3. 婴儿自己放开乳房，表情满足且有睡意，表明乳汁充足。

4. 喂哺前乳房饱满，喂哺后变软，说明婴儿吃到了母乳。如果喂哺过程中乳房一直充盈饱满，说明婴儿吸吮无效。

5. 如果母亲在一侧乳房上喂哺时间过短（少于 20 分钟），将乳房从婴儿口中拔出或换另一侧乳房，均可能导致婴儿不能得到充足的后奶，频繁饥饿。

要点 6：观察哺乳持续的时间

婴儿吃奶时间个体差异较大，过长（半小时以上）或过短（少于 4 分钟）均可能意味着有问题。但低出生体重儿或新生儿出生后头几天的母乳喂养时间较长是正常的。

第二节 母乳喂养观察表

母乳喂养观察表（表 4-2）概括了评估母乳喂养的要点，应用此表观察母乳喂养。

表左边所列征象表明母乳喂养进行得好，右边所列征象表明可能存在问题。每个征象旁有一方框，如你观察到母亲或婴儿有此征象即在方框中打"√"，没看到就不打。

表 4-2 母乳喂养观察表

母亲姓名： _____	日期： _____
婴儿姓名： _____	婴儿年龄： _____
（括号内征象仅指新生儿，不是大些的婴儿）	
母乳喂养进行良好的征象	**可能出现困难的征象**
体位：	
□ 母亲放松，觉得舒适	□ 肩部紧张倾向婴儿
□ 婴儿身体贴近母亲，面向乳房	□ 婴儿身体远离母亲
□ 婴儿的头及身体在一直线上	□ 婴儿颈部扭曲着
□ 婴儿的下颌碰到乳房	□ 婴儿下颌未贴到乳房
□ （婴儿的臀部被托着）	□ （仅肩及头被托着）
反应：	
□ 若饥饿，婴儿接近乳房	□ 对乳房无反应
□ （见婴儿觅食反射）	□ （未见到婴儿觅食反射）
□ 婴儿用舌头探找乳房	□ 婴儿对乳房不感兴趣

☐ 婴儿在乳房部位很安静，很机敏	☐ 婴儿烦躁啼哭
☐ 婴儿含接乳房	☐ 婴儿滑离乳房
☐ 有射乳征象（乳汁漏出，子宫收缩痛）	☐ 无射乳征象
感情联系：	
☐ 安全自信地抱着婴儿	☐ 紧张或无力地抱着婴儿
☐ 母亲面对面注视着婴儿	☐ 无母婴目光的接触
☐ 母亲常常抚摸婴儿	☐ 几乎不抚摸，摇晃及抖动婴儿
乳房外观：	
☐ 哺乳后乳房变软	☐ 乳房肿胀
☐ 乳头突出伸长	☐ 乳头扁平或内陷
☐ 皮肤表现健康	☐ 乳头皲裂或皮肤发红
☐ 在哺乳时乳房看起来为圆形	☐ 乳房被牵拉或拉长
吸吮：	
☐ 嘴张得很大	☐ 嘴未张大、颌向前伸
☐ 下唇向外翻	☐ 下唇向内卷
☐ 舌头呈勺状环绕乳晕	☐ 看不见婴儿舌头
☐ 面颊鼓起呈圆形	☐ 面颊紧张或凹陷
☐ 婴儿嘴上方有更多的乳晕	☐ 婴儿嘴下方有更多的乳晕
☐ 慢而深地吸吮，有时突然暂停	☐ 仅是急促地吸吮
☐ 能看或听到吞咽	☐ 能听到咂嘴及弹响声
吸吮所用时间：	
☐ 婴儿松开乳房	☐ 母亲把婴儿抱离乳房
婴儿吸吮_____分钟	

第三节　维持母乳喂养

　　大量的科学实验证明，从有益于母婴健康的角度着想，如果母亲乳汁充足，纯母乳可以满足婴儿前 6 个月生长发育的需要。6 个月之后开始添加辅食，继续母乳喂养可至婴儿 2 岁及以上。

　　婴儿 4 个月之前不能添加辅食，因为婴儿体内无消化淀粉的酶，添加辅食后容易造成消化不良、腹泻。4～6 个月要密切观察其生长发育指标。在正常情况下，婴儿可以纯母乳喂养到 6 个月；如果生长过缓或总是饥饿，则应考虑添加辅食。

　　母亲工作后，建议其在单位每 3 小时挤一次奶，下班后可继续母乳喂养。挤出来的乳汁放在冰箱内保存，第二天用小勺、小碗或奶瓶喂哺婴儿。

第五章 挤 奶

* *

目的

在本章结束时，学员能够掌握：

◇ 挤奶的适应证

◇ 手工挤奶的方法

◇ 母乳的保存和巴氏消毒

* *

第一节 正确的挤奶方法

正确的挤奶方法可以帮助母亲建立射乳反射，帮助母亲成功母乳喂养。

一、挤奶适应证

1. 促进泌乳。

2. 乳胀。

3. 乳腺管堵塞或乳汁淤积。

4. 母婴分离，母亲工作或外出时，母亲或婴儿生病时保持泌乳。

5. 早产儿、低出生体重儿没有吸吮能力时。

二、建立射乳反射

挤奶前，首先帮助母亲建立射乳反射，射乳反射对乳汁从乳房中流出起重要作用，可以减少挤奶过程中的困难。以下是刺激射乳反射的常用方法。

（一）从心理学角度帮助母亲

1. 建立信心。
2. 尽量减少疼痛和焦虑。
3. 帮助母亲对婴儿建立美好的想法和感情，给母亲以实际的帮助及建议。
4. 单独一人，安静地坐好。
5. 有支持她的好友陪伴她，特别在有挤奶经验的母亲相伴时，更容易挤奶成功。
6. 抱着婴儿，尽可能进行皮肤与皮肤的接触。挤奶时可把婴儿放在腿上或看着婴儿，如母婴分离，看着婴儿的照片也有帮助。

（二）喝一些热饮

喝一些热饮如牛奶、汤类，但不要喝咖啡和浓茶。

（三）热敷乳房

用热水袋、热毛巾热敷乳房或热水淋浴。用手指轻轻揉搓或牵拉乳头，轻柔地按摩或拍打乳房，也可用指尖从乳房上方向乳头处轻轻叩打或用梳子梳理。

（四）按摩后背

母亲取坐位，向前弯曲，双臂交叉放在桌边，并将头枕于手臂上。脱去上衣、使乳房松弛、下垂，医务人员或亲属在脊柱两侧向下按摩。双手握拳，伸出拇指，双拇指用力点压、按摩，以小圆周运动形式向下移动，方向为颈部到双肩胛旁，持续按摩 2~3 分钟。

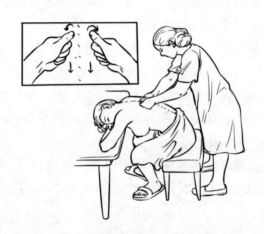

图 5-1　按揉母亲后背以刺激射乳反射

三、挤奶的方法

（一）人工挤奶的方法

1. 准备好储乳容器。可选用大口径的杯子、玻璃瓶。使用前用洗涤灵和水将其洗净并用开水煮沸消毒。

2. 让母亲把双手彻底洗净。

3. 母亲坐或站均可，以自己感到舒适为准。

4. 刺激射乳反射, 如热敷乳房或按摩后背。

5. 将容器靠近乳房, 把拇指及示指放在距乳头根部 2cm 处, 两指相对, 其他手指托住乳房。

6. 用拇指及示指向胸壁方向轻轻下压, 不可压得太深, 否则可导致乳腺导管阻塞 (图 5 - 2A)。

7. 压力应作用在拇指及示指间乳晕下方的乳房组织上 (图 5 - 2B)。

8. 反复一压一放。本操作不应引起疼痛, 否则方法不正确。第一次挤压可以没有乳汁滴出, 但压过几次后, 就会有乳汁滴出; 如果射乳反射活跃, 乳汁还会流出。

9. 从各个方向按照同样方法按压乳晕, 要做到使乳房内每一个乳腺管的乳汁都被挤出。压乳晕的手指不应有滑动或摩擦式动作, 应做类似于滚动式的动作 (图 5 - 2C)。

10. 不要挤压乳头, 因为压或挤乳头不会出乳汁。同样道理, 婴儿只吸吮乳头也不会吸出乳汁。

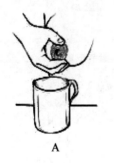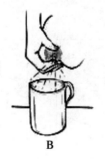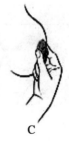

图 5 - 2 挤奶示意图

11. 一侧乳房至少挤压 3~5 分钟, 待乳汁少了, 就可挤另一侧乳房, 如此反复数次。双手可交换使用, 以免疲劳。为挤出足够的乳汁, 持续时间应以 20~30 分钟为宜, 特别是在分娩后最初几天，泌乳量少，挤奶时间更应相对延长，不可在较短时间完成，此点尤为重要。

12. 在乳汁分泌不足的情况下，婴儿吸吮完母乳后，也可使用吸奶器再吸 10 分钟，频繁刺激乳头，促进催乳素和催产素的分泌，增加乳汁分泌量。

（二）吸奶器挤奶的方法

1. 使用频率

分娩后 6 小时内用吸奶器按摩刺激乳房，间隔 3 小时一次，每侧乳房 3～5 分钟，两侧交替进行。

2. 吸奶器的选择

选择能再现婴儿吸吮频率，可以类同生理性刺激乳房，促进乳汁分泌功能的吸奶器。

（1）手动吸奶器：体积较小，携带方便。可用单手或双手自由调节吸奶频率和力度（图 5 - 3）。

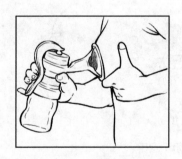 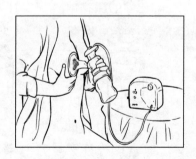

图 5 - 3　手动吸奶器　　　　图 5 - 4　电动吸奶器

（2）电动吸奶器：需要电源但很省力，通过旋转按钮调节吸奶频率和力度，若母婴分离时间长，最好选用电动吸奶器（图5-4）。

（3）橡皮球式吸奶器：它的吸力不易掌握，难以清洗消毒，容易导致乳头疼痛、皲裂和乳汁细菌感染，所以一般不建议使用。

（三）挤奶的时间

分娩后6小时之内开始挤奶。每3小时挤1次，注意夜间也要挤奶。一侧乳房挤3～5分钟换另一侧，反复进行，双手交换使用以免疲劳。为挤出足够的乳汁，每次挤奶的持续时间以20～30分钟为宜；若使用吸奶器，则持续时间应以10～15分钟为宜，避免过度负压对乳头造成损伤。

第二节 母乳的保存及消毒

一、母乳的保存

1. 母乳的保存的时间：25～37℃室温下可保存4小时，15～25℃室温可保存8小时，但要注意不能保存在37℃以上的条件下。冰箱冷藏室在2～4℃的条件下可保存24小时，将母乳用母乳保存袋置于冰箱冷藏室最冷的部位。冰箱冷冻室内保存（－18℃以下），可保存3个月。

2. 在母婴分离的情况下，每次挤出乳汁后，应将储乳容器置于冰箱的冷冻室（－18℃以下）。在送到医院之前将容器从冰箱内取出，放入保温桶，周围放置冰块，维持冰冻状态送至医院。

3. 医院新生儿病房应在家长送来的储乳容器上标注姓名、日期和送奶时间。将容器放入母乳专用冰箱冷藏室

（4℃以下），在 24 小时内使用，不能用完则丢弃。使用前应再次核对姓名和送奶时间。

4. 无论在医院还是家中，应按照母乳收集时间的先后顺序使用。母乳在保鲜时间内喂哺自己的婴儿是安全的，不需要进行消毒。从冰箱冷冻室取出的母乳先置于冰箱冷藏室待其解冻，使用前可在 37～40℃温水中加温（也可以使用温奶器快速加热，不会破坏母乳营养成分），不要使用微波炉或煮沸加热。每次按照喂养量取出母乳，不要反复加热，如加热后没有吃完则丢弃。

5. 为保证乳汁不被细菌污染，挤奶时应注意手及储乳容器的清洁，最好不要把乳汁与其他物品置于同一冷藏、冷冻箱。

二、巴氏消毒法

对于捐赠的母乳，应进行巴氏消毒，即将乳汁放在 62.5℃恒温箱内进行 30 分钟消毒，此方法既除掉了母乳中的细菌，又没有破坏母乳中的成分。注意消毒时间不要超过 30 分钟。

第六章　母乳喂养咨询技巧

目的

　　在本章结束时，学员能够：

　　◇ 列出六个倾听和了解的技巧

　　◇ 举例说明每个技巧

　　◇ 示范正确使用这些技巧进行母乳喂养咨询指导

　　咨询是一种在交流中了解对方感受的方法，并帮助对方决定哪些想法是在现有条件下最好的。

　　咨询技巧不只是对母亲进行婴儿喂养咨询时有用，当与患者或服务对象在其他场合下谈话时也会有所帮助。这些技巧还可运用于与亲友和同事的交往中，你会惊喜地发现它们的效果。

第一节　倾听和了解

　　请母亲谈论自身感受并不容易，特别是对于腼腆的母亲，或母亲不熟悉交谈对象时。运用倾听技巧可使母亲感觉到你在关注她，会鼓励她和你谈得更多，而不会冷场。

技巧1：使用有帮助的非语言性交流

非语言性交流是通过除了语言之外的姿势、表情等方式来表明你的态度。有效的非语言性交流使母亲感到你在关注她，这样母亲就愿意和你交谈。

举例

助教抱着娃娃坐下，装扮成母亲，对咨询者的问候有反应，但不再说话。

医生先说简短的几句话，如："您怎么喂孩子的?"观察交流时的状态。

1. 姿势：平起平坐

妨碍交流：头不在一个高度，例如咨询者站着，母亲坐着

有助交流：坐下来和母亲处于相同高度

2. 目光交流：关注对方

妨碍交流：看别的地方

有助交流：看着她并关注她

A.

医生（站着，拿病历本、笔，不看母亲，盯着病历）：您好! 您怎么喂孩子的?

（等待回答）

母亲（坐着，看一眼医生，表情不满）：吃我的奶。

医生：哦，吃得怎么样?

母亲（看别处，不屑回答）：挺好的。

B.

医生（坐下，看着母亲）：您好！您怎么喂孩子的？

母亲（坐着，看着医生，乐于回答）：吃我的奶。

医生：哦，吃得怎么样？

母亲（急切，愿意交流）：挺好的。

3. 障碍物：移去障碍

妨碍交流：隔着桌子

有助交流：移走桌子

隔办公桌询问，母亲回答时抱孩子前倾，想和医生交流，又怕压着孩子而赶紧回缩。

4. 交谈时间：从容不迫

妨碍交流：语速很快，看得出是不耐烦，不停地看表。

有助交流：使她觉得你有时间，坐下并问候，然后安静地听她说话。

医生（语速快，看表）您好，您是怎么喂孩子的？吃得怎么样？

母亲：我喂母乳，医生，孩子总哭，好像不愿意吃我的奶，喂的时候还特别疼，我现在犹豫还喂不喂母乳。

医生（打断母亲抢着说）：别犹豫，母乳最好，回去坚持喂吧。

（医生看表，下面母亲说话时看表、晃脚）。

母亲：晚上孩子也哭，是不是我的奶不够，要不要加点奶粉？

5. 接触：适当抚慰

妨碍交流：不合适的方式接触。

有助交流：母亲着急哭泣时，可以轻拍她的孩子表示安慰。

医生：您好！您现在怎么喂孩子？

母亲（沉默，后哭泣）：我的检查结果出来了，我是艾滋病阳性，我怎么办？孩子怎么办？

（医生轻拍孩子。母亲慢慢情绪稳定。）

技巧2：询问开放式的问题

询问开放式问题很有必要。回答这类问题时，母亲会告诉你一些信息。开放式问题常常以"如何"、"什么"、"何时"、"何地"、"为什么"开始，例如"你怎样喂养你的孩子"。

封闭式问题经常将提问人期望的答案告诉了母亲，母亲常用"是"和"否"来回答，因此帮助较少。封闭式问题常以"你是"、"他曾"、"他已经"、"她是不是"开始，例如"你的孩子吃母乳吗"。如果母亲回答"是"，你仍然不知道她是纯母乳喂养，还是同时人工喂养。

举例
封闭式问题
医生：早上好，我是保健科的李大夫，宝宝好吗？
母亲：好。
医生：你是喂母乳吗？
母亲：是。

医生：你有什么困难吗？

母亲：没有。

医生：你喂母乳频繁吗？

母亲：是。

评论：医生仅得到"是"或"不是"的回答，得不到更多的信息。

开放式问题

医生：早上好，我是保健科的李大夫，宝宝怎么样啊？

母亲：挺好的，总是饿。

医生：你是怎么喂的呢？

母亲：是喂母乳，只是晚上用奶瓶喂一次。

医生：为什么晚上要用奶瓶喂一次呢？

母亲：他总是要吃，我怕我的奶不够。

评论：医生得到了更多的信息。

技巧 3：用应答和表情表示关注

另一种鼓励母亲交谈的方法是使用姿态，例如点头、微笑以及简单的应答等，例如"嗯"、"啊"。这些将显示你对母亲的话感兴趣。

举例
医生：你好！这段时间喂奶情况如何？
母亲：你好！我觉得挺好的。

医生：哦。（点头微笑）

母亲：昨天有点担心，因为他吐了。

医生：是吗？（表示关注）

母亲：我不知道是不是因为我吃了什么东西，造成他对我的奶不适应。

医生：哦。（点头回应）

评论：医生得到了更多的信息。

技巧 4：复述母亲所说的话

重复母亲对你说的话，表示你已经听到并鼓励她接着说。最好使用稍微不同的语言。例如，如果母亲说"我不知道该给孩子吃什么，他什么都不吃"，你可以说"你的孩子拒绝吃你喂的食物，对吗"。

举例
没有复述母亲的话
医生：你好，孩子最近怎么样？ 母亲：他吃得太多了，他总是在吃我的奶。 医生：大概多久吃一回？ 母亲：一个半小时吃一回。 医生：他晚上也要吃吗？ 母亲：是的。

复述母亲所说的话

医生：你好，孩子最近怎么样？

母亲：他吃得太多了，他总是在吃我的奶。

医生：宝宝吃得很勤吗？

母亲：是，这周他总是饿，我想是不是我的奶不够啊？

医生：他总想吃奶？

母亲：是，我妈妈说该给孩子喂点奶粉。

医生：家里人要加奶粉啊？

母亲：是的，您说哪种配方奶最好？

评论：采用这种方式，医生对母亲的话有所反应，所以得到更多的信息。

技巧5：同感——表示理解母亲的感受

　　同感表明你理解对方的感受。如果母亲说"我的孩子总想吃，使我**很疲惫**"，你可以说"你总是感到**非常疲劳**吗"。说明你体会到母亲的感受，这就是同感。

　　如果你回应的是具体问题，例如"你多久喂一次"、"你还给他吃其他的东西吗"，母亲会觉得你没有领会她的意思。

举例
没有表示理解母亲的感受

医生：你好，孩子最近怎么样？

母亲：宝宝吃得不好，他是不是生病了？

医生：还有什么症状？

母亲：想不起来了。

续表

表示理解母亲的感受
医生：你好，孩子最近怎么样？
母亲：宝宝吃得不好，他是不是生病了？
医生：孩子生病是挺让家长着急的，还有什么情况？
母亲：睡眠也不太好，总是半夜醒。
评论：这次交谈的重点是母亲的感受，容易让家长放松，继续和医生沟通。

技巧6：避免使用判断性词汇

判断性词汇指"对、错、好、坏、足够、正确"等。如果使用这些词汇提问，会让母亲觉得她做错了或者她的婴儿出了什么问题。不过，有时还需要使用"好"这个词来树立母亲的信心（见第二节"树立信心和提供支持"）。

举例
使用判断性词汇
医生：你好，宝宝的母乳喂养正常吗？
母亲：噢，我觉得是吧。
医生：你觉得奶水够吗？
母亲：嗯，我不知道，我希望够，但也许不够……
医生：这个月他体重长得好吗？
母亲（迷茫）：我，我不知道……
医生：那我看一下他的生长曲线吧。
评论：医生不但没有得到有用的信息，还让母亲感到不安。

避免使用判断性词汇
医生：你好，母乳喂养喂得怎么样？ 母亲：挺好的，我都没喂他别的东西。 医生：他的体重怎么样？我看看他的体重曲线吧。 母亲：护士说这个月他长了 1 斤多了，我挺高兴的。 医生：哦，那说明他得到了充足的母乳。
评论：医生提问时避免使用判断性词句，得到了有用的信息，也没让母亲担心。

第二节　树立信心和提供支持

　　母亲遇到困难时容易对自己丧失信心，使她觉得自己很失败，而屈服于家庭和朋友的压力。你可以应用这些技巧帮助她建立起信心，避免让母亲觉得自己做错事。

　　母亲很容易以为自己对孩子的喂养出了问题，或者是自己的母乳出了问题，会影响她的自信心。避免直接告诉母亲应该怎么做，而是帮助每位母亲根据自己和婴儿的情况做出适当决定，有助于树立她的信心。

技巧 1：接受母亲的想法和感受

　　不赞同或是批评母亲会让她觉得自己错了，影响自信心。但如果一味表示赞同，那么以后提出不同建议就会有困难。

　　"接受"她的想法更加有效果。"接受"的意思是做出中立的反应，既不同意也不反对。

举例		
接受母亲的想法		
1个月婴儿的母亲："今天太热了，我喂了他一些水。"	"这不对！母乳中含有足够的水分。"	反对
	"是的，这种天气婴儿是应该加一些水。"	赞同
	"你认为小婴儿需要喝些水是吗?"	接受
接受母亲的感受		
小陈的孩子患感冒，鼻子堵了，她发现哺乳很困难。小陈说着说着突然哭了。 医生应该怎么说？从以下三项中选一项： A. 别担心，他现在表现得很好。 B. 别哭了，他很快就好了。 C. 孩子生病让你担心了，是吗？（✓）		

技巧2：对母亲的正确做法表示认可和表扬

医生注意的总是不对的地方，并试图纠正。而作为咨询者，我们要学会发现母亲正确的做法，然后加以认可和赞许。这么做有以下好处：

- 树立母亲的信心；
- 鼓励母亲继续保持这些好的做法；
- 使母亲以后更容易接受建议。

66

举例

婴儿，3个月，轻微腹泻。医生了解到母亲是母乳喂养，但同时也加果汁。

医生应该怎么说？从以下三项中选一项：

A. 你应该停止喂他果汁，那可能是导致腹泻的原因。

B. 你喂他母乳是对的，母乳有助于他痊愈。但是……（√）

C. 最好在婴儿6个月以前不喂他母乳以外的东西。

技巧3：给予实际的帮助

有时实际的帮助胜于说教，比如可以手把手教给她们如何哺乳，注意哺乳的姿势、乳房含接等，或者告诉她怎么制作辅食。

技巧4：提供少量相关信息

相关信息是指**当前**对母亲有帮助的信息。

举例

1. 2个月的婴儿，完全母乳喂养。告诉母亲：婴儿6个月前坚持纯母乳喂养。

2. 母亲认为自己的奶水不够。告诉母亲：多让孩子吸吮会使奶水变得更多。

3. 12个月的婴儿。告诉母亲：如有条件，可以母乳喂养到2岁以上。

技巧 5：使用通俗易懂的语言

给母亲讲解时使用简单常用的语句，因为多数母亲听不懂医学术语。

举例

专业术语：新生儿需要初乳。

通俗易懂的语言：最初几天母乳呈淡黄色，正是刚出生的小孩需要的。

技巧 6：提出一两条建议而不是命令

注意不要要求或者命令母亲，这样不利于她树立信心。

咨询时建议母亲可以采用不同的做法，然后由她自己决定试不试。这样可以知道她的想法并且帮她树立信心。

举例

命令："你要和孩子一起睡，这样方便晚上喂他。"

建议："如果孩子和您一起睡，可能更方便晚上喂他。"

"如果孩子和您一起睡，是不是晚上喂他就更方便了呢？"

第三节　小　结

一、倾听和了解的六个咨询技巧

1. 使用有帮助的非语言性交流。

2. 询问开放式的问题。

3. 用应答和表情表示关注。

4. 复述母亲所说的话。

5. 同感——表示理解母亲的感受。

6. 避免使用判断性词汇。

二、树立信心和提供支持的六个咨询技巧

1. 接受母亲的想法和感受。

2. 对母亲的正确做法表示认可和表扬。

3. 给予实际的帮助。

4. 提供少量相关信息。

5. 使用通俗易懂的语言。

6. 提出一两条建议而不是命令。

第七章 乳房问题

＊＊＊＊＊＊＊＊＊＊＊＊＊＊＊＊＊＊＊＊＊＊＊＊＊＊＊＊＊

目的

在本章结束时，学员能够诊断和处理常见的乳房问题：

◇ 乳头扁平或凹陷，过长的乳头

◇ 乳房肿胀

◇ 乳腺管阻塞和乳腺炎

◇ 乳头痛和乳头皲裂

＊＊＊＊＊＊＊＊＊＊＊＊＊＊＊＊＊＊＊＊＊＊＊＊＊＊＊＊

第一节 乳房的形态

乳房形态图（图 7-1）中所示的乳房虽然形态和大小都不相同，但是这些乳房都是正常的，都可以为 1～2 个甚至 3 个婴儿提供充足的乳汁。乳房的大小和形态部分是由遗传决定的。

有些母亲担心自己的乳房太小，不能产生足够的乳汁。其实乳房的大小与母乳喂养成功之间没有必然的关联。因为乳房大小是由乳房中的脂肪组织决定的，而不是乳腺组织。因此，即使是小乳房，只要拥有足够的乳腺组织，也能产生充足的乳汁。然而，乳房形态的大小可能会限制乳汁的储存量，这就需要增加哺乳次数以便给婴儿提供足够的乳汁摄

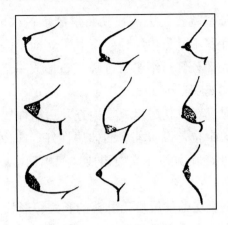

图 7 - 1　乳房形态图

入。要让母亲相信，不管她们的乳房大小如何，都能产生足够的乳汁，这是非常重要的。

乳头和乳晕也有不同的形状和大小。有时乳头的形状会影响婴儿含接，这就需要帮助母亲在分娩后的最初几天掌握正确的含接姿势，以保证婴儿可以做到有效地吸吮。如果母亲没有得到哺乳技巧的指导，即使其乳头形状正常，婴儿也可能含接不好，特别是在婴儿已经使用过奶瓶喂哺的情况下。少数母亲的乳房发育不正常，不能产生足够的乳汁，但这种情况很少见。

第二节　乳头异常

一、乳头扁平或凹陷

（一）乳头扁平

如果医生告诉母亲，因为她的乳头扁平，会让婴儿难以吃到母乳，母亲就会失去能成功母乳喂养的信心。请记住，婴儿吃到乳汁并不是靠单纯地吸吮乳头，而是需要将乳头和乳晕下面的大部分乳房组织含进嘴里，形成一个"长奶嘴"，乳头仅占此"奶嘴"的1/3。

母亲可通过牵拉乳房组织来检查乳房的伸展性，如果乳房组织容易被牵拉，说明乳房的伸展性好。这种情况下，婴儿容易牵拉母亲乳房并在嘴中形成"奶嘴"，从而可以进行有效吸吮。

关键点：乳房的伸展性比乳头的长短、形状更为重要。

即使母亲的乳头在孕早期看上去是扁平的，但由于乳房的伸展性在怀孕期间或分娩后1周左右会逐步得到改善，因此婴儿出生后仍然可以成功地吃到母乳。

（二）乳头凹陷

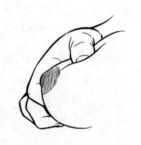

母亲在检查乳房伸展性时，如果发现乳头是凹陷的，可尝试通过用手牵拉将乳头牵出，若能牵出，为假性凹陷。对于这种情况，只要喂哺前用手牵出乳头，即可帮助婴儿含接好。

（三）乳头扁平和凹陷的处理

1. 孕期不需要进行任何纠正，因为孕期给予干预没有帮助。且多数母亲的乳头不需要任何治疗，在分娩后能够自动改善。

2. 分娩后即刻让母亲与婴儿进行皮肤接触，尽早开奶。

3. 帮助母亲建立母乳喂养成功的信心，并给予必要的指导。

（1）向母亲解释最初可能有些困难，但只要耐心坚持，就能成功。因为从孕末期到分娩后1～2周，乳房受到激素的影响，乳头、乳晕会变软，乳房的伸展性会得到改善。

（2）告诉母亲，婴儿的吸吮有助于她的乳头向外牵拉。因为婴儿正确的含接部位不仅是乳头，还包括乳晕，当婴儿吸吮时，会把乳房、乳头整个向外拉（图7-2）。

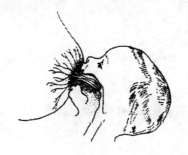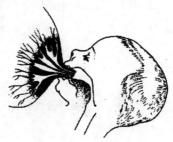

A. 正确的含接姿势　　　　　B. 不正确的含接姿势

图7-2　婴儿含接姿势

4. 鼓励母亲与婴儿进行更多的皮肤接触，并且让婴儿自己寻找乳房。不论何时，只要婴儿有兴趣，就让他自己试着去含接乳房。

5. 母亲哺乳时，帮助她摆好婴儿的正确体位，以便婴儿能正确含接。在分娩后的第一天，尚未"下奶"或乳房尚未充盈之前，应尽早给予这种帮助。

6. 帮助母亲尝试不同的喂哺体位。有时用不同的方式抱婴儿可以使他（她）容易含接，例如有些母亲认为环抱式最好。

7. 帮助母亲在喂哺前使乳头凸起，有利于婴儿含接。母亲可以用手牵拉刺激乳头，也可用乳头吸引器（图7-3）或空针筒（图7-4）将乳头吸出。指导母亲用手指从下面托起乳房，并用拇指轻轻压在乳房上部，将乳房调整成一定形状，使婴儿易于含接。注意手指不要太靠近乳头。

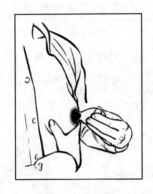

图 7-3 乳头吸引器：每次吸引 3 秒，吸引数次至乳头及部分乳晕凸出

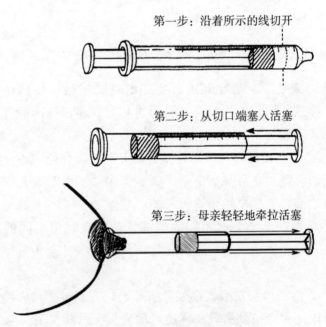

第一步：沿着所示的线切开

第二步：从切口端塞入活塞

第三步：母亲轻轻地牵拉活塞

图 7-4 使用注射器纠正乳头凹陷

8. 如果婴儿在最初 1～2 周不能有效吸吮，帮助母亲进行以下处理：

（1）指导母亲挤出乳汁，用杯子喂哺婴儿。挤奶有助于保持乳房柔软，使婴儿容易含接到乳晕，且有利于维持泌乳。母亲不应使用奶瓶，因为这将导致婴儿更加难以接受母亲的乳房。

（2）将少量乳汁直接挤到婴儿口中。一些母亲发现这样很有效。婴儿能够马上吃到乳汁，缓解了挫折感，并且会更愿意试着去吸吮。

（3）让婴儿频繁地接触母亲的乳房。母亲应不断地与婴儿进行皮肤接触，让婴儿试着自己去含接乳房。

二、长乳头

婴儿能适应各种乳头。有的母亲认为乳头长有好处，婴儿容易吃到奶，但乳头长时婴儿只能含接到乳头，而不能将大部分乳晕含进嘴里，影响有效吸吮。这种情况下，更重要的是帮助母亲掌握正确的含接姿势，让婴儿含接到大部分乳晕，而不仅仅是乳头。

三、大乳头

有的母亲乳头比较大，担心婴儿不能很好地含接，其实每个婴儿都能适应自己母亲的乳房。遇到乳头大使含接困难时，母亲应频繁地与婴儿进行皮肤接触，只要婴儿感兴趣，他就会不断地尝试如何含接乳头，很快就能掌握含接的方法。

第三节　乳头疼痛和乳头皲裂

一、乳头疼痛

（一）原因

乳头疼痛最常见的原因是含接不良。当婴儿含接不好时，吸吮会来回牵拉乳头，用嘴摩擦乳头的皮肤，这样母亲觉得很疼。起初乳头可出现压痕，多次刺激就会破坏乳头皮肤，造成皲裂。如果母亲在婴儿吸吮时感觉乳头疼痛，可将小拇指从婴儿嘴角放入口中，使婴儿松开乳头重新含接，注意不可将乳房从婴儿口中硬行拔出。

（二）预防与护理

改善含接姿势：只要喂哺时婴儿含接良好，乳头疼痛的感觉就会减轻，防止乳头皲裂。告诉母亲不要用肥皂、乙醇溶液擦洗乳头，防止因乳头干燥导致皲裂。

每次喂哺后，挤出一些乳汁涂在乳头、乳晕上，保护乳头皮肤。

二、乳头皲裂

乳头皲裂：哺乳期母亲乳头表面出现裂口，且乳房肿胀。常在哺乳的第1周发生。

（一）原因

如果母亲分娩后没有早开奶或婴儿没有频繁吸吮，造成乳房肿胀从而导致皮肤绷紧，乳头被拉平，乳房伸展性差，婴儿吸吮时只能含着乳头，造成乳头皮肤损伤。此外，婴儿的含接姿势不好也可以引起乳头皲裂和乳房肿胀。例如，婴儿身体扭曲，离乳房太远，嘴闭着。

（二）预防与护理

预防乳头皲裂应做到早开奶，改善婴儿含接姿势，保护乳头皮肤。

早开奶可预防乳汁在母亲乳房内淤积，产生压力造成乳房肿胀。乳房柔软时，婴儿容易正确含接，可以减少损伤乳头皮肤的机会。告诉母亲喂哺前不要用肥皂、乙醇溶液擦洗乳头；哺乳后，挤出一些乳汁涂在乳头、乳晕上，这样可以防止因为乳头干燥导致皲裂。

乳头发生皲裂后，可将乳汁或乳头修护霜涂于患处。喂哺时，先喂健侧乳房，再喂患侧。

第四节　乳房肿胀

一、乳房充盈

母亲分娩数天后，乳房皮肤颜色正常，乳腺管通畅，有乳汁从乳头溢出。母亲此时会觉得乳房又热又重又硬，这是正常的充盈。此时只需要让婴儿吸吮或用吸奶器将乳汁吸出，排空乳房，乳房的重、肿、硬感就会减轻，乳房变软，母亲会感觉舒服。

二、乳房肿胀

当乳腺管未通畅时，乳房充盈过度，组织液和血液增加，阻碍乳汁的流出，引起乳房肿胀。表现为乳房皮肤紧绷、红肿、胀痛、没有乳汁溢出，体温增高可持续 24 小时。此时因为乳房皮肤牵拉过度，乳头扁平，婴儿难以正确含接，造成母乳喂养困难。

（一）原因

1. 婴儿出生后母乳喂养开始得晚。
2. 婴儿含接乳房姿势不正确。
3. 没有按需哺乳或母婴分离时未及时将乳汁挤出。
4. 每次喂哺时间不足，不能将乳房中的乳汁排空。

（二）预防和护理

帮助婴儿采取正确的含接姿势，频繁地吸吮乳房（不要让乳房"休息"）。婴儿是最好的吸奶器。

如果婴儿不能吸吮，指导母亲用手挤奶或用吸奶器将乳汁吸出，保证乳腺管的畅通。挤奶前采用以下方法刺激射乳反射，如：热敷乳房或热水淋浴；按摩颈背部；用润滑剂（如橄榄油、乳房按摩凝胶、乳汁等）轻轻按摩乳房，减少因按摩时对乳房皮肤摩擦造成的损伤；刺激乳头；帮助母亲放松。若使用吸奶器，最好选择具有再现婴儿吸吮频率、能够类同生理性刺激乳房、促进乳汁分泌功能的吸奶器。挤奶后可以冷敷乳房减轻水肿。

三、乳房充盈与乳房肿胀的鉴别要点(表 7 - 1)

乳房充盈和乳房肿胀的母亲都可能有乳房红、肿、热、痛的感觉，区别在于乳腺管是否通畅。发生乳房肿胀最重要的解决方法是疏通乳腺管，排出乳汁。

表 7 - 1　乳房充盈与乳房肿胀的鉴别要点

要点	乳房充盈	乳房肿胀
时间	可发生在整个哺乳期间，皮肤温度升高（热）	多发生在早期乳腺导管没有通畅期间，表现为疼痛
原因	乳房排空后再次泌乳充满整个乳房，乳房沉（重量增加）	没有频繁吸吮，乳腺管不通畅，乳汁淤积在乳房内，发生水肿
表现	乳房发硬，皮肤颜色正常，乳汁流出通畅，不发热	乳房皮肤温度升高，皮肤绷紧，特别是乳头部分发亮，甚至发红，乳汁流出不畅，可能持续发热 24 小时
预防	按需哺乳	早开奶，早期让婴儿频繁吸吮乳房使乳腺管通畅

四、副乳腺

有些母亲在哺乳期间可在接近腋窝处发现有硬、胀的组织，这是副乳腺。副乳腺与正常乳腺组织一样也分泌乳汁，因为无法排出而发生胀痛。副乳腺肿胀时不要用按摩和热敷等方式刺激它，过一段时间后其分泌的乳汁会被组织吸收，肿胀感消失。

第五节　乳腺管阻塞和乳腺炎

一、乳腺管阻塞

当乳汁不能由乳房中排出时，乳房的部分乳腺管被浓稠的乳汁堵住，就会发生乳腺管阻塞。其症状是有硬结，压之有痛感，有时硬结处的皮肤发红，但母亲不发热，一般感觉良好。

二、乳腺炎

乳腺炎可以由乳房过度充盈发展而来，也可由乳腺管阻塞而产生。乳腺炎分为非感染性和感染性两类。

（一）分类

1. 非感染性乳腺炎

乳房过度充盈、乳腺管阻塞使乳汁渗漏至乳腺周围的组织，即使没有细菌感染，这些组织也会将乳汁当做"异物"。乳汁中也含有可引起炎症的物质，导致乳房局部皮肤红肿、疼痛、发热。此时母亲一般体温不高，无全身不适。

2. 感染性乳腺炎

当乳汁渗漏至乳腺周围的组织，且母亲乳头皲裂引起细菌感染时，乳房局部出现红、肿、热、痛，同时母亲伴有发热和全身不适的症状（图7-5）。

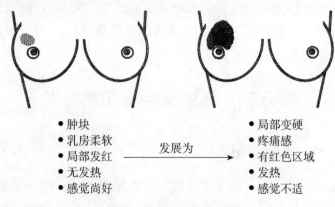

- 肿块
- 乳房柔软
- 局部发红　　发展为　→
- 无发热
- 感觉尚好

- 局部变硬
- 疼痛感
- 有红色区域
- 发热
- 感觉不适

图 7-5　乳腺炎病程发展过程

（二）乳腺炎与乳房肿胀的区别

乳房肿胀累及整个乳房，且通常为两侧乳房。乳腺炎往往影响乳房的局部，通常在一侧乳房。

三、腺管阻塞和乳腺炎发生的原因

1. 乳房部分或全部乳腺管引流不畅，其原因可能是：喂哺不频繁或婴儿无效吸吮；母亲衣服太紧导致乳房受压；母亲喂哺时因担心乳房堵住婴儿鼻子，用手指压住乳腺管；大乳房的下部引流差，因为乳房下垂使乳汁不易流出。

2. 母亲可能因为紧张、过度劳累而减少了喂哺的次数和时间。

3. 乳房损伤，乳汁渗透到破坏的组织中。

4. 乳头皲裂，使细菌得以进入。

四、腺管阻塞和乳腺炎的治疗

（一）改进乳房引流

如有下列情况之一，应积极寻找原因并纠正：

1. 含接姿势不正确，造成乳头皲裂，应指导母亲采取正确的含接姿势。

2. 母亲衣服或胸罩过紧、手指的动作或卧位时压住部分乳房，阻挡了乳汁排出，应进行纠正。

3. 大而悬垂的乳房引流差，应建议变换不同的喂哺姿势，或喂哺时托起哺乳侧乳房，帮助乳房下部改善引流，使乳房各个乳腺管通畅。

（二）指导与建议

1. 指导母亲继续频繁喂哺，最好和婴儿睡在一起，这样当婴儿想吃奶时，她随时可以喂。乳腺炎是乳腺周围组织发炎，不会影响乳腺腺泡分泌的乳汁，因此可以继续哺乳，并通过频繁的吸吮帮助母亲减轻乳腺炎时引起的不舒适感，促进乳腺炎的好转。

2. 婴儿吃奶时，从阻塞部位的乳腺管上方朝乳头方向轻轻按摩，这样有助于解除乳腺管的阻塞。

3. 喂哺前热敷乳房。

4. 采用不同体位喂哺，有助于从乳房的各个部位平均地排出乳汁。教母亲怎样用环抱式或卧位喂奶，以取代每次都抱在胸前哺乳的单一姿势。

5. 指导母亲穿宽松的衣服，选择合适的哺乳胸罩，夜间应将胸罩脱掉，并注意侧卧时避免乳房受压。

6. 喂哺时，先喂健侧乳房。疼痛可能会抑制射乳反射，可在射乳反射开始后再换到受累侧乳房。

7. 如果母乳喂养困难，帮助母亲挤奶。因为乳汁存留在乳房里，可能会形成脓肿。

8. 必要时遵医嘱服用抗生素。

9. 鼓励母亲多休息。如果母亲胃口不好，鼓励她摄入充足的食物和液体。

五、乳腺脓肿

乳腺炎未得到及时正确的处理时，患侧会发生乳腺脓肿。脓肿是指在乳房的局部有脓腔形成。乳房会出现疼痛性肿胀，有波动感。脓肿需要外科切开及引流。可能的话，可以让婴儿继续吃患侧奶，这对婴儿无危险。但如果母亲感觉很疼或不愿喂，就要指导母亲如何挤奶，通常 2～3 天内疼痛减轻。疼痛一旦减轻，母亲应立即让婴儿吃奶，同时不要中断另一侧的喂哺。

第六节　念珠菌感染

一、临床表现

念珠菌感染通常发生在用抗生素治疗乳腺炎或其他感染之后，表现为母亲乳头又痛又痒，乳房伴有刺痛感。有些母亲在喂哺后乳房还有烧灼感和刺痛感，就像有针穿过乳房一样。疼痛可放射至乳房深部。乳头和乳晕处皮肤变薄，发红、发亮，色素可减退，有时候乳头外表可正常。假如乳头持续性疼痛，尤其是当婴儿含接姿势正确时，要怀疑念珠菌感染。检查一下婴儿是否有鹅口疮，或许可在婴儿的颊部内侧或舌上看到白斑，或臀部有念珠菌感染。

二、治疗

1. 喂哺后将 100 000 IU/g 制霉菌素霜涂于乳头，每日 4 次，持续到病损治愈后 7 天。喂哺后将 100 000 IU/ml 制霉菌素悬液 1ml 滴到婴儿口中，每日 4 次，共 7 天，或者到母亲治愈时为止。

2. 喂哺前母亲应该洗净双手，勤换内衣。

3. 停止使用安慰奶嘴、乳头保护罩。若为混合喂养，婴儿的奶瓶、奶嘴应勤洗、勤消毒。

4. 需要时帮助母亲减轻乳胀。鼓励母亲频繁地喂哺或者挤奶。

5. 帮助母亲树立信心，解释疼痛是暂时的。

第八章 母乳喂养中的婴儿问题

＊＊＊＊＊＊＊＊＊＊＊＊＊＊＊＊＊＊＊＊＊＊＊＊＊

目的

　　本章结束时，学员应该掌握：

　　◇ 婴儿拒绝母乳喂养的原因及处理原则

　　◇ 婴儿哭闹的原因及处理原则

　　◇ 早产低出生体重儿的喂养

　　◇ 患病婴儿的喂养

＊＊＊＊＊＊＊＊＊＊＊＊＊＊＊＊＊＊＊＊＊＊＊＊＊

第一节　拒绝母乳喂养

一、拒绝母乳喂养的原因（表 8-1）

表 8-1　拒绝母乳喂养的原因

母乳喂养技术上的困难	用奶瓶喂养，使用安慰奶嘴和配方奶
	哺乳姿势不正确
	含接不正确或含接困难
	得不到更多的母乳
	乳汁太多或射乳反射过强
	吸吮吞咽协调困难

续表

表面上拒奶	新生儿初期：寻找乳房时摆动头部，母亲误认为拒奶
	4～8个月：婴儿分心
	1岁以上：自动断奶
疾病或伤痛	产伤
	母亲使用镇静剂
	母亲生病或乳腺炎
	感染
	早产儿
	脑损伤（缺氧缺血性脑病、颅内出血等）
	鼻塞
	口腔痛（鹅口疮、长牙）
环境改变使婴儿不适（特别在3～12个月时）	与母亲分开
	母亲气味变化
	新护理者太多
	家庭常规改变

二、拒绝母乳喂养的处理原则

如果婴儿拒绝母乳喂养，应寻找原因；如可能，治疗或去除原因，并帮助母亲和婴儿再次喜爱母乳喂养。

（一）治疗或去除原因

1. 生病

帮母亲将奶挤出，用杯子或滴管喂婴儿，直至恢复哺乳；应用适当的抗生素或其他方法治疗感染，必要时转诊；如果婴儿不能吸吮，有可能需要住院进行特殊治疗。

2. 疼痛

产伤：帮助母亲选择适宜的喂哺姿势（环抱式、交叉式等），避免碰触婴儿产伤部位。

鹅口疮：用制霉菌素治疗。

长牙：鼓励母亲有耐心，坚持母乳喂养。

鼻塞：向母亲解释如何消除鼻塞，建议在鼻塞期间，增加喂哺次数，缩短每次吸吮的时间。

3. 镇静剂

试着唤醒婴儿并进行母乳喂养，如婴儿吸吮困难，采用辅助喂养技术。

（二）改善母亲喂养技术

和母亲一起讨论喂养困难的原因，当喂哺婴儿时，在技术上给予实际的帮助。

1. 乳汁过多

乳汁太多，流速太快，易造成婴儿呛咳。婴儿吃饱后，母亲将剩余乳汁挤出可能导致泌乳过多。

建议母亲：每次喂哺先充分吸吮一侧乳房，直至吃空该侧（至少吸吮 20 分钟或乳房变软），然后再换另一侧乳房，至婴儿自动放弃。下一次喂哺时从另一侧乳房开始吸吮。这样婴儿就能吃到含有丰富脂肪的后奶，确保体重增长。喂哺后，建议不要将乳房中剩余的乳汁挤出，以保证母婴供需平衡。可以采用剪刀式握持乳房以减慢流速。

2. 环境改变使婴儿不适

建议母亲：如可能，尽量减少母婴分离和环境改变；母乳喂养期间母亲尽量不要更换肥皂、香水等改变母亲气味的日用品；如果母亲恢复月经，注意经期卫生。

3. 表面上拒奶

（1）如果婴儿摆动头部寻找乳房，这是正常现象，母亲可抱紧婴儿，紧贴乳房，使之易于含接。

（2）如果婴儿吃奶时注意力不集中，建议找一个安静的地方喂哺，问题一般会解决。

（3）如果是自动断奶（不足 2 岁时），顺其自然。

建议母亲：判断是否由于添加过多辅食而影响母乳摄入量；继续和婴儿睡在一起，维持夜间的母乳喂养。

（三）帮助母亲重新开始母乳喂养

在去除上述原因和改善喂哺技巧之后，重新开始母乳喂养是困难而艰辛的工作，要帮助母亲建立信心，并给予实际的支持。

建议母亲：

1. 用全部时间和婴儿在一起。尽可能自己照顾婴儿，经常抱婴儿，并多进行皮肤接触。母亲应与婴儿睡在一起。

2. 按需哺乳。婴儿有觅食动作时就哺乳，或母亲感到有射乳反射时喂哺，并采取不同的体位喂哺。

3. 指导母亲喂哺的方法。挤一点奶到婴儿嘴里，调整婴儿吃奶的体位，使之易于含接乳房。喂哺时母亲不要采取按压婴儿头部、摇晃乳房等方式强迫婴儿吸吮。

4. 预防乳头错觉。将母乳挤出，用杯子（或勺）喂婴儿。即使暂时采用人工喂养，也要用杯子喂，应避免使用奶瓶、奶嘴或其他类型的安慰奶嘴。可采用滴管或母乳喂养辅助器乳旁加奶的方法（图 8－1）。

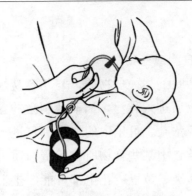

图 8-1 母乳喂养辅助器的使用

第二节 哭 闹

一、哭闹的原因

1. 不舒适

室温过冷或过热、衣着不适、尿便之后未及时更换尿布等都会引起婴儿哭闹。生活规律被打乱，如来访者太多或活动过多使婴儿感觉疲乏，环境变换引起不适等。

2. 生病或疼痛

婴儿生病或疼痛时哭声和平时不同，会伴有疾病的一些表现，如吃奶减少或拒奶、呕吐、腹泻、发热、反应差等，需要母亲注意分辨。

3. 生长太快引起的饥饿

婴儿2周、6周和3个月左右时体格生长发育速度较快，有时在这期间婴儿显得特别饿，频繁要求吃奶。随着婴儿吸吮频率的增加，母亲的乳量会随之增加，然后婴儿吃奶次数

89

就会减少。

4. 母亲的食物或药物

有时当母亲吃了某种食物后，婴儿容易烦躁，这是因为食物中的某些物质进入乳汁，如辛辣刺激的食物可能引起上述现象。咖啡、浓茶、可乐中的咖啡因可进入乳汁，并使婴儿不安。母亲饮食中某些食物所含的蛋白质可能引起婴儿过敏，如牛奶、蛋类、黄豆或花生都可能产生上述问题。若母亲吸烟或服用一些药品，她的婴儿往往比其他婴儿哭闹得厉害，家里其他人吸烟对婴儿也有影响。

5. 乳汁过多和流出太快

这种情况多由于婴儿含接不良引起，可能吸吮过频、过久，使乳房所受刺激增多，导致泌乳量增加。如果母亲先用一侧乳房喂婴儿，且这侧乳房的奶未吃完，就把婴儿抱开，让他吸吮另一侧乳房，这时往往引起泌乳过多。

在这种情况下，婴儿前奶吃得多，而后奶吃得少，这可导致婴儿大便稀绿，体重增长缓慢；或虽然生长正常，但哭闹多，总想吃奶。尽管母亲母乳足够，但她可能认为自己的乳量不能满足婴儿的需求。

6. "肠绞痛"

有些婴儿的哭闹不是上述原因引起的，而是一种规律性的哭闹，每天在某一固定的时间连续哭闹不停，多在傍晚或晚上。哭闹时，婴儿绷直双腿，似乎有腹痛，有时像是要吃奶，但又无法使其安静下来。以这种方式哭闹的婴儿，可能是因为肠蠕动快，或有气体，具体原因还不清楚。这种婴儿通常生长良好，3个月以后哭闹就减少了。

7. "高需求"的婴儿

有些婴儿爱哭，总是要人抱或陪着。如母亲抱着婴儿去参加社区活动，这时婴儿较少哭闹。若把婴儿留在家，无人在旁陪同，他就会哭个不停。

二、哭闹的处理原则

（一）寻找原因

1. 倾听及了解

设法让母亲多谈一些她的感受，并对此表示"领会"。她可能认为自己失职，比如有时会对婴儿发火，所以觉得自己不是一个好母亲；别人使她觉得她的婴儿不乖，闹得太厉害，少教养；别人劝她给婴儿添加奶粉、辅食或用安慰奶嘴。

2. 采集喂养史

了解婴儿的饮食及行为；了解母亲的饮食及是否嗜好咖啡、吸烟或服用药物等；了解母亲是否有来自家庭或其他人的压力。

3. 评估母乳喂养

检查婴儿的含接姿势以及每次喂哺时间的长短，检查母亲的喂哺姿势、乳量和流速。

4. 检查婴儿

检查婴儿有无疾病、疼痛及其生长发育状况；如婴儿生病或疼痛，应治疗或转诊。

（二）建立信心和给予支持

1. 接受母亲对问题原因的认识，接受母亲对婴儿及其行为的看法。

2. 表扬母亲和婴儿做对之处。称赞她的婴儿长得好，没有生病；她的乳量足以满足婴儿全部需要，她和婴儿没有任何问题；她的婴儿很好、很乖、不淘气，不需要受惩罚。

3. 向母亲提供有关知识。例如，可告知肠绞痛婴儿的母亲，她的婴儿虽未生病，但可能真的不舒适，需要安抚；婴儿长到3～4个月时，就不会总哭闹了；对于肠绞痛，现在不提倡药物治疗，那样可能有害；过早添加辅食既不必要也无好处，人工喂养也一样有肠绞痛，而且还可能引起牛奶不耐受或对牛奶过敏，结果会更糟；婴儿吸吮乳房以寻找安慰是可行的，但不宜使用奶瓶或安慰奶嘴。

（三）提出有针对性的建议

根据你了解到的婴儿哭闹的原因，向母亲提出建议。

1. 如果母亲乳汁过多，帮她改进婴儿的含接姿势，用剪刀式握持乳房以减慢流速；建议她在一次喂哺过程中让婴儿吸一侧乳房，直到吃饱为止，另一侧乳房下次再喂。解释当婴儿吸吮一侧乳房的时间足够长时，他（她）才能得到含脂肪多的后奶。

2. 建议母亲少喝含咖啡因的饮料，如咖啡、茶、可乐等；哺乳期戒烟酒；建议其他家庭成员不要在婴儿房间里吸烟。

（四）给予实际的帮助

1. 安抚婴儿的最好办法是抱紧他（她），给母亲示范不同的抱婴儿姿势或轻轻地抚摸婴儿的腹部。

2. 示范如何给婴儿排气，指导母亲把婴儿竖直抱着，如坐位时竖抱或直立位时将婴儿靠在肩部。

3. 指导家属如何提供有关婴儿和母亲需要的支持。

4. 帮助母亲减少家庭的压力，不给婴儿吃不必要的奶粉和辅助食品。

三、如何抱持肠绞痛的婴儿

通过紧密接触、轻轻抚摸和按摩腹部常能使婴儿感到舒服，抱持肠绞痛的婴儿有以下方法：

1. 顺着你的前臂抱住婴儿，用另一只手轻压在婴儿背上，轻轻地前后移动（图8-2A）。

2. 取坐位抱着婴儿，使其面朝下趴在你的膝上，轻轻地按摩婴儿的背部。

3. 取坐位，抱着婴儿让他坐在你的膝上，婴儿的背靠在你的胸前，搂住婴儿的腹部，轻轻按压腹部（图8-2B）。

4. 请父亲抱住婴儿，直立位，婴儿靠在他胸前，头正好贴在他颈前喉头处，他应轻轻地发出哼哼声，让婴儿听到他深沉的声音（图8-2C）。

如果学员们知道在他们社区还有其他常用的安抚哭闹婴儿的方法，请他们用娃娃示范。

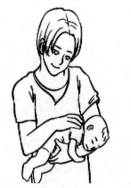
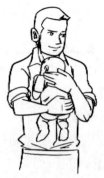
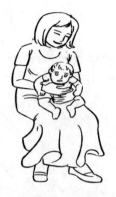

A. 顺着前臂抱住婴儿　　B. 父亲抱住婴儿，让　　C. 婴儿坐在腿上，
　　　　　　　　　　　　　 婴儿靠在胸前　　　　　　 搂住婴儿腹部

图 8-2　抱肠绞痛婴儿的不同方法示意图

第三节　早产/低出生体重儿的喂养

低出生体重儿（LBW）是指出生体重少于 2500g 的婴儿，包括早产儿和小于胎龄儿，或两种兼而有之。低出生体重儿是生长迟缓、感染性疾病、发育落后和死亡的高风险人群。母乳喂养的干预措施能改善其近期和远期预后，对于降低这一高危人群的新生儿和婴儿死亡率有重要影响。但早产儿母乳喂养有很多困难，他们接受人工喂养或奶瓶喂养的机会比体重大的婴儿多得多，因为：

● 喂哺时低出生体重儿吸吮无力。

● 母乳提供的营养物质不能满足低出生体重儿的需要。

● 母婴分离机会多，母亲不能挤出足够的乳汁。

我们需要耐心向母亲解释：

1. 母乳是婴儿最好的天然食物，母乳喂养对早产儿尤其重要。

2. 对早产儿来说，建立起成功的母乳喂养可能需要比较长的时间和更多的耐心。

3. 如果有下列情况，都是正常的：早产儿刚开始哺乳时，不容易含接母亲的乳头和乳晕；吸吮力弱和易疲倦，短时间吸吮后就停止，喂养中入睡。

一、早产儿母乳喂养的重要性

早产母乳中的成分与足月母乳不同，其营养价值和生物学功能更适合早产儿的需求。如蛋白质含量高，利于早产儿的快速生长；脂肪和乳糖量较低，易于吸收；钠盐较高，利于补充早产儿丢失的钠。更重要的是早产母乳具有调节免疫、抗感染、促进胃肠功能成熟的作用。母乳喂养为早产儿提供最理想的免疫防御，这是其最值得推荐的原因之一，而且不仅提供保护性物质，还对早产儿免疫功能的发育起调节作用。早产母乳中富含长链多不饱和脂肪酸，如二十二碳六烯酸（DHA）和花生四烯酸（AA），以及牛磺酸，对促进早产儿中枢神经系统和视网膜的发育有着积极的意义。目前有证据表明，母乳喂养时间越长，将来发生肥胖、高血压、2型糖尿病、心脑血管病的概率越低。以上这些方面的益处均可正面影响早产儿的健康和远期预后。

表 8-2 　早产母乳与足月母乳的主要成分

成分	早产过渡母乳 6～10 天	早产成熟母乳 22～30 天	足月成熟母乳 ≥30 天
蛋白质（g/L）	19±0.5	15±1	12±1.5
脂肪（g/L）	34±6	36±7	34±4
糖类（g/L）	63±5	67±4	67±5
能量（kcal/L）	660±60	690±50	640±80
钙（mmol/L）	8.0±1.8	7.2±1.3	6.5±1.5
磷（mmol/L）	4.9±1.4	3.0±0.8	4.8±0.8
锌（μmol/L）	58±13	33±14	15～46
钠（mmol/L）	11.6±6.0	8.8±2.0	9.0±4.1
氯（mmol/L）	21.3±3.5	14.8±2.1	12.8±1.5

引自 Reginald C. Tsang，Ricardo Uauy，Berthold Koletzko，et al. Nutrition of the Pre-term Infant：Scientific Basis and Practical Guidelines. 2nd Ed. Digital Educational Publishing，2005.

　　有时早产母亲吸出足够乳汁是有困难的，但是如果她们具有很好的技巧和足够的支持，常常可以做到这点。很重要的是在分娩后尽早开始吸奶，如在生后 6 小时内，这样做有助于乳汁分泌，这与分娩后不久就让婴儿吸吮来帮助"下奶"是同一个道理。如果在产后头几天母亲能挤出数毫升的初乳，对早产/低出生体重儿是很宝贵的。初乳中含有很多免疫活性物质，母亲孕周越短，乳汁中的抗体水平越高，对早产儿的保护作用越大。初乳应当成为早产儿的第一口奶。在早产儿住院母婴分离期间，母亲应每天坚持挤奶，并按照正确的方法收集和保存母乳。

二、强化母乳喂养

虽然早产母乳有很多营养、免疫和代谢方面的优势，但仍不能满足早产低出生体重儿生长所需的蛋白质及多种营养素的需求，使婴儿生长速度较慢；母乳内钙磷含量较低，这些矿物质不足会刺激骨的重吸收以保证血清钙浓度正常，造成早产儿骨发育不良和代谢性骨病的危险。多年来，美国儿科学会与欧洲儿科胃肠、肝病和营养学会一直推荐母乳喂养的早产低出生体重儿使用含蛋白质、矿物质和维生素的母乳强化剂，以确保满足预期的营养需求。我国《早产/低出生体重儿喂养建议》中也指出胎龄＜34 周、出生体重＜2000g 的早产儿应首选强化母乳喂养。

强化母乳喂养是当早产儿耐受了 80～100ml/（kg・d）的纯母乳喂养后，每次喂哺前将母乳强化剂按照一定的用量要求配制加入吸出的母乳中进行喂养。极低出生体重早产儿在出院后还需要强化喂养一段时间，根据生长情况决定母乳强化剂的用量。

这些问题通常需要新生儿科专家根据早产儿的个体情况考虑做出决定，如强化母乳喂养或在母乳不足时加早产儿配方奶混合喂养。总之，母乳具有配方奶无法替代的优势，对早产儿是有益的。

三、喂养方法

（一）不同类型

1. 吸吮好的；

2. 吸吮不良的；

3. 不能吸吮的。

(二) 确保足够的喂养量和次数 (表 8-3)

表 8-3　喂养量和次数参考值

胎龄及体重	每日喂养量	每日喂养次数	喂养方式建议
· 胎龄≥34 周 · 体重≥2000g	35ml/(kg·d)起始，根据耐受情况每日以 20～30ml/kg 速度递增	24 小时内喂 8～10 次，每 2～3 小时一次	鼓励直接哺乳
· 胎龄 32～34 周 · 体重 1800～2000g	10～20ml/(kg·d)起始，根据耐受情况以 20ml/kg 速度递增。母乳喂养量最终可达 180ml/(kg·d)	24 小时内喂 12 次，每 2 小时一次	鼓励母乳喂养，通常直接哺乳困难，早期需挤出母乳喂养。根据每日液体需要量，喂养不足的部分静脉补充
· 胎龄<32 周 · 体重 1500～1800g	喂养量同上	喂养次数同上	早期需胃管给予挤出的母乳 视吞咽及全身情况逐渐改为经口喂养 出生早期应进行部分肠外营养

(三) 如果吸吮不良，无法获得足够的母乳

1. 鼓励采用辅助喂养方法 (滴管、小勺、杯子或胃管)，喂给挤出的母乳 (图 8-3)。用胃管喂养时，母亲可以让婴儿吸吮她的手指。这可以刺激婴儿的吸吮能力，促进消化功能。

2. 在用挤出的母乳喂养婴儿前，每次都先尝试直接哺乳。让母亲每天都抱抱婴儿，使母子间有皮肤的接触。这种接触有助于双方的感情交流，促进母亲产生更多的乳汁，有益于母乳喂养的成功。

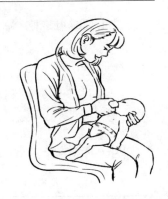

3. 在出生后头几天，如乳量不能达到推荐摄入量，需静脉补充液体。

图 8 - 3　用杯子喂哺婴儿

一般胎龄在 34 周以上的早产儿出生后就能够吸吮。只要他的情况允许，就让母亲抱着他（她），让他（她）吸吮乳房。开始他（她）可能只会找和舔乳头，或少量吸吮。随后母亲可以用杯子、滴管或早产儿特殊奶瓶喂给他（她）挤出的母乳，要确保婴儿得到他（她）所需要的全部营养。

当婴儿开始有效吸吮时，在喂哺期间，他（她）可能会为呼吸而多次暂停吸吮。例如吸吮 4～5 口，然后休息几分钟。这时让他（她）不离开乳房是很重要的，以便在他（她）准备好时能够重新吸吮。如果有必要，可这样持续 1 小时。可以在母乳喂养后用杯子或早产儿特殊奶瓶喂奶，或者哺乳、杯子或早产儿特殊奶瓶喂哺交替进行。

确保婴儿正确的含接姿势。在出生后早期，正确的含接姿势可能更快达到有效的吸吮。**早产/低出生体重儿最好的哺乳姿势是交叉式或环抱式。**

胎龄≥34 周的婴儿（有时更早些的早产儿）一般能够直接从乳房得到他们所需要的全部母乳，但偶尔需要用杯子辅助喂养。

婴儿有时可以吃得很好，有时疲倦了或吃得很少。如果婴儿吃得少，在直接喂哺后，再用杯子喂。如果婴儿仍然饥饿，他就会从杯子内吃奶；如果他饱了，就不再吃了。

4. 通过评估尿量和体重增长，确定婴儿是否获得足够奶量。

四、喂养异常情况的判断和处理（表8-4）

表8-4　喂养异常情况的判断和处理

表现	处理
• 喂养时吸吮慢、吸吮无力或容易入睡 • 哺乳技巧正确	• 按早产/低体重儿喂养方法处理 • 定期随访，评估喂养和体重增加情况
• 母亲喂哺时婴儿的体位和含接不正确 • 母亲乳头疼痛	• 帮助母亲改进哺乳技巧，树立母乳喂养信心
• 出生后几天内体重下降超过出生体重的15% • 出生后14天仍未恢复到出生体重 • 恢复体重后连续3天体重增长不足15g/(kg·d) • 婴儿生命体征平稳、状况良好	• 如果婴儿的体重下降过多或体重增长没有达到15g/(kg·d)，按体重增长不足治疗（见下） • 每天监测并记录体重，寻找并治疗引起体重增长不良的原因 • 24小时内至少母乳喂养8次以上，如吸吮无力，教会母亲使用辅助喂养的方法。如喂养奶量不能达到推荐摄入量，进行静脉液体补充 • 环境温度过高或过低都会导致婴儿消耗更多的能量，从而影响体重增长 • 检查是否存在败血症的可能，如果有，及时治疗 • 检查是否患鹅口疮，如果有，及时治疗

续表

表现	处理
	• 如果无法查明婴儿体重增长不良的原因，鼓励母亲增加婴儿母乳摄入量 • 随访每周体重变化，持续1个月
• 喂奶后呕吐 • 腹部膨胀 • 在下次喂养前有超过20%的奶残留在胃里（经胃管喂养时）	• 喂奶时抱起婴儿，少量多次，喂奶后轻拍后背，防止呕吐，注意保持大便通畅 • 如腹胀明显、呕吐频繁，停止喂养，建立静脉输液通道，根据体重和日龄计算液体维持量 • 12小时后评估婴儿，如果情况改善，重新喂养并仔细观察病情变化 • 如果情况无改善，腹胀并有张力，肠鸣音很弱或消失，出现果冻样大便，怀疑坏死性小肠结肠炎时，需立即转送上级医院

　　对于完全无吸吮能力的早产儿，可用滴管式喂乳器喂哺母亲乳汁（图8-4）。对于吸吮能力很弱而又不能直接哺乳的早产儿，可用母乳喂养过渡喂乳器喂哺，使其逐步过渡到母乳喂养（图8-5）。

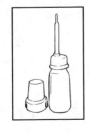 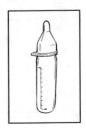

图8-4　滴管式早产儿喂乳器　　图8-5　母乳喂养过渡喂乳器
（无吸吮能力）　　　　　　　（吸吮能力很弱）

第四节 母乳性黄疸

母乳性黄疸是指发生在健康足月或近足月的母乳喂养儿中，以未结合胆红素升高为主的高胆红素血症，根据其血清胆红素峰值出现的早晚分为早发型母乳性黄疸和迟发型母乳性黄疸。

一、早发型母乳性黄疸

早发型母乳性黄疸发生在出生后 1 周以内的母乳喂养儿，又称为母乳喂养性黄疸（breast feeding jaundice）。

（一）发生原因

与母乳摄入不足有关。常见于母亲缺乏喂哺知识、乳头问题、乳汁分泌不足、过早喂糖水而对母乳需求减少及新生儿无效吸吮等。由于摄入不足，新生儿肠蠕动减少，影响肠道正常菌群建立，使胎粪排出延迟，胆红素排泄减少，肠肝循环增加，造成高胆红素血症。

（二）临床特点

黄疸出现时间在出生后 2～3 天，高峰常在出生后 4～5 天，与生理性黄疸相似。但血胆红素峰值较高，可大于 20mg/dl。因出生后早期新生儿血脑屏障发育不成熟，有引起胆红素脑病的危险。

婴儿出生早期出现黄疸，且伴有喂养不足史或母乳摄入不足的证据，如新生儿体重下降较多、排尿及排便少，应考虑早发型母乳性黄疸的可能，但需除外溶血性因素、感染、低氧性酸中毒、头皮血肿以及红细胞增多症等病理性原因引起的黄疸。

（三）预防及处理

尽早开奶，母乳喂养应于出生后 1 小时内开始。指导母亲喂哺技术，按需喂养，每侧乳房的哺乳时间不受限制。每日喂哺婴儿 10 次以上，夜间勤喂，限制辅助液体，保证母乳摄入量。注意观察新生儿黄疸的程度，监测血胆红素或经皮测胆红素，对早出院的婴儿需追踪喂养和黄疸情况。血胆红素 $>256.5\mu mol/L$（15mg/dl）或有其他高危因素时应间歇光疗，继续母乳喂养。

二、迟发型母乳性黄疸（母乳性黄疸）

迟发型母乳性黄疸发生在出生 1 周以后的母乳喂养儿，又称为母乳性黄疸（breastmilk jaundice）。

（一）发生原因

确切机制目前还不清楚，可能与某些母乳成分、肠道菌群和遗传因素有关。

（二）临床特点

黄疸出现时间在出生后 7～10 天，可在生理性黄疸之后发生，或在生理性黄疸减轻后又加重，高峰常在出生后 2～3 周，持续 4～6 周甚至更久。大多数新生儿血胆红素 205.2～342$\mu mol/L$（12～20mg/dl），重者可达 427.5$\mu mol/L$（25mg/dl）以上，主要为未结合胆红素。无任何临床症状，生长发育良好，很少引起胆红素脑病。注意与感染、肝疾病、某些良性

103

遗传性疾病相鉴别。

（三）处理

原则是既防止过度黄疸所致的毒性，又确保母乳喂养的成功。一般血胆红素＜256.5μmol/L（15mg/dl），继续母乳喂养，监测胆红素变化；血胆红素256.5～342μmol/L（15～20mg/dl），可暂停母乳3天代以配方奶，血胆红素下降30%～50%后再喂母乳，胆红素仅轻度升高（17～31μmol/L），不会达到原有水平，待自然消退。如血胆红素＞342μmol/L，除暂停母乳以外应采用光疗。注意结合新生儿的胎龄和日龄等具体情况，密切监测胆红素。胎龄和日龄越小，治疗越积极。

第五节　常见儿科疾病的母乳喂养问题

一、溢奶和吐奶

溢奶：是指喂哺后随即有1～2口奶水反流入口中从嘴边溢出。也有时是因为母亲在喂哺后不久给婴儿变换体位，如换尿布而引起溢奶。一般情况下，这不会影响婴儿的生长发育。随着月龄的增长，溢奶会自然消失。喂哺后应将婴儿轻轻抱起，头靠在母亲肩上，轻拍婴儿背部，使胃内空气得以排出。或竖直抱起10～20分钟，再放到床上，头部略抬高及向右侧卧位。

吐奶：是新生儿期和婴儿期常见的现象。大多数婴儿在出生后头几个月都要吐几次奶。吐奶不同于溢奶，是由于消化道和其他有关脏器受到某些异常刺激而引起的神经反射性动作。呕吐时奶水多是喷射性地从口中甚至鼻子里涌出的。

新生儿或小婴儿呕吐与其消化道解剖、生理特点有很大关系。新生儿胃容量小，呈水平位，而且胃的入口贲门括约肌发育差、较松弛，而幽门括约肌发育良好、较紧张，形成出口紧入口松的情况，奶水容易反流引起呕吐。一旦遇到喂养和护理不当，如喂哺次数过多，喂奶量过大，乳母乳头过大、凹陷，或用奶瓶喂奶时橡胶奶头孔眼过大致使婴儿吸奶过急，或者喂哺后让婴儿平卧或过多、过早地翻动婴儿，都容易引起婴儿吐奶。这种吐奶在改进喂养和护理方法后即可防止。

此外，一些疾病也可以引起婴儿吐奶，如食管和胃肠道的先天畸形、肠梗阻等。新生儿患感染性疾病时也会出现吐奶，这些疾病引起的吐奶常较剧烈和频繁，而且不是一两天能恢复的，会伴随有其他症状。所以遇到新生儿吐奶时，要仔细观察每天的吐奶次数，大小便情况，有没有腹胀、发热或精神不好等症状。当婴儿吐奶且伴有其他症状，或每天吐奶次数在2~3次及以上时，应及时到医院检查。

二、鹅口疮

新生儿或婴儿期鹅口疮为白念珠菌感染引起。所有人的体内都有这种菌，它是消化系统内正常存在的，通常细菌会处在静止状态。但是当它偶尔有机会生长、扩散时，就会引起感染。感染途径分为内源性和外源性。外源性主要是经产道感染及乳具污染所致。另外，长期大量应用抗生素、激素、机械通气等也可使菌群失调，引起鹅口疮。

患鹅口疮的婴儿常因口腔疼痛影响吸吮，因此不愿吃奶、体重不增。也有的可能不受影响。对这些婴儿首先要进行治疗，常使用制霉菌素粉 5 万单位与甘油 10ml 混合配置成制霉菌素甘油，每次用棉签蘸取少许涂在口腔黏膜上，一日数次，局部用药可在两次喂哺间隔期间进行，同时要继续母乳喂养。如婴儿口腔或母亲乳头疼痛，也可将奶挤出来，再用勺喂。平时禁用纱布等擦拭婴儿口腔黏膜，母亲每次喂奶前要洗净双手。

三、唇腭裂

正常情况下，乳汁通过口腔的吸吮以及乳房的射乳反射将乳汁射入婴儿的口腔内。而唇腭裂的婴儿吸吮时口腔内负压不够，吸吮力不强，有时乳汁可误入气道或鼻腔，甚至发生窒息。所以，喂哺时应让婴儿垂直坐在母亲的腿上，母亲可用手挤压乳房促进射乳反射。如系唇裂，患儿母亲可用手指压住唇裂处，增加婴儿的吸吮力。

由于唇腭裂患儿吸吮力低下，每次吃进的乳汁可能相对较少，故要增加喂哺次数。可在每次喂哺后挤空乳房中的乳汁，再用小勺或滴管喂给婴儿，或用特殊辅助奶瓶喂养。

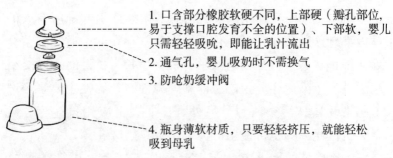

唇腭裂婴儿专用喂乳器的特点：

1. 口含部分橡胶软硬不同，上部硬（瓣孔部位，易于支撑口腔发育不全的位置）、下部软，婴儿只需轻轻吸吮，即能让乳汁流出

2. 通气孔，婴儿吸奶时不需换气

3. 防呛奶缓冲阀

4. 瓶身薄软材质，只要轻轻挤压，就能轻松吸到母乳

图 8-6 唇腭裂婴儿专用喂乳器

这种婴儿有导致反复发生呼吸道感染的潜在因素，而母乳中又含有多种免疫物质及溶菌酶等，可增加新生儿的抗病能力。所以，对于唇腭裂患儿，更应采取母乳喂养。向家长说明唇腭裂的有关知识，择期进行外科手术修复。

四、舌系带短

婴儿出现舌系带（连接舌和口腔底部的一层系膜）过短，可能会造成母乳喂养困难。

（一）舌系带过短与母乳喂养

目前，越来越多的证据说明舌系带过短会使一些婴儿母乳喂养出现困难。婴儿为了有效地吸吮乳汁，需要用舌头衔紧乳头和乳晕，并将它顶到上腭部，使乳汁释放出来。如果婴儿不能完成这个动作，他（她）就得不到足够的乳汁，并会咬乳头引起母亲疼痛。婴儿出生后 24 小时内进行常规体检时，就能发现舌系带过短。

舌系带过短通常不影响婴儿用奶瓶吃奶的能力。

（二）舌系带过短的症状

1. 母乳喂养时，由于婴儿舌系带过短，使其舌头的活动度受限，不能按正确的含接姿势将母亲的乳头和大部分乳晕含住，或吃奶时乳头容易从婴儿口中滑出。

2. 由于不能有效地吸吮到充足的乳汁，婴儿每次吃奶的时间较长，而且频繁地要吃奶。

3. 母乳摄入量不足使婴儿体格增长速度减慢，会影响其正常发育。

4. 由于婴儿含接姿势不正确，导致母亲乳头疼痛、皲裂，严重时会引起乳腺管堵塞或乳腺炎的发生。

（三）舌系带过短的治疗

如何处理舌系带过短仍有很大争议。有研究表明，早期剪开舌系带能在很大程度上改善母乳喂养。但也有观点认为不用处理，通常到婴儿 1 岁左右，舌系带过短的情况能够自愈。如果 1 岁以后仍有问题，再考虑手术。

五、苯丙酮尿症

苯丙酮尿症（PKU）是由于苯丙氨酸代谢途径中酶缺陷所致的常染色体隐性遗传病，其特点是患者体内苯丙氨酸羟化酶基因突变导致酶活性降低，体内的苯丙氨酸不能正常代谢而产生大量的神经毒性物质，导致患儿出现智力落后、癫痫和精神行为及情绪异常等。

目前唯一的治疗方法是采取低苯丙氨酸饮食，并且治疗越早效果越好。如果在新生儿期得到确诊和及时治疗，可避免发生脑损伤，使患儿智力发育达到正常水平。经新生儿筛查发现和确诊的 PKU 婴儿，应立即开始饮食治疗，需要中断母乳喂养一段时间而采用 PKU 专用配方奶喂养，这样可以快速降低血苯丙氨酸的水平。在停母乳喂养期间，要指导母亲每天定时挤出乳汁来维持正常的泌乳功能，当患儿血苯丙氨酸达正常水平时，采取部分母乳喂养，同时加用低苯丙氨酸的配方奶，并定期检测血苯丙氨酸水平，以作为母乳和配方奶比例调整的依据。一般夜间喂母乳，白天喂 PKU 专用配方奶。这时期婴儿长得快，要注意根据患儿的年龄和体重，在专业人员指导下计算每日所需蛋白质、热能及苯丙氨酸耐受量，制订食谱，定期监测血苯丙氨酸水平，据此调整饮食，使苯丙氨酸浓度控制在理想范围内。同时为每例患儿建立档案，定期检查体格和智能发育，并给予科学育儿指导。

第九章　母乳喂养中的母亲问题

✳✳✳✳✳✳✳✳✳✳✳✳✳✳✳✳✳✳✳✳✳✳✳✳✳✳✳✳

目的

　　本章结束时，学员应该掌握：

◇ 母乳不足的原因，再泌乳的方法

◇ 产时并发症的母亲喂养问题

◇ 患病母亲的喂养问题

◇ 使新生儿有感染风险的患病母亲的喂养问题

◇ 患妊娠并发症的母亲喂养问题

◇ 不宜或暂不宜母乳喂养的母亲

◇ 哺乳期母亲的用药

✳✳✳✳✳✳✳✳✳✳✳✳✳✳✳✳✳✳✳✳✳✳✳✳✳✳✳✳

第一节　增加奶量和再泌乳问题

一、母乳不足的原因

　　1. 应用了奶瓶或过早地添加了配方奶，尤其在母亲乳头有问题的情况下以及在婴儿出生后的最初几天，干扰了婴儿对乳房的频繁吸吮，影响了乳汁的正常分泌，使母亲总认为自己没有奶或奶不足，失去母乳喂养的信心。

　　2. 未能实施按需哺乳，影响了乳汁的分泌。

　　3. 母婴分离，导致母乳分泌不足。

4. 在婴儿出生后的 2 周、6 周和 3 个月时，婴儿生长发育加快，对乳汁的需求量增加，可能出现暂时性的母乳分泌不足。

二、再泌乳

如果母亲已停止母乳喂养，她可以重新开始，此为再泌乳。需要再泌乳的情况可能包括：

1. 母亲因婴儿患病，一段时期曾中断母乳喂养。

2. 母亲希望对已人工喂养的婴儿再试行母乳喂养。

3. 人工喂养的婴儿经常患病或体格发育不良。

4. 母亲患病，曾中断了母乳喂养。

5. 妇女领养婴儿。

再泌乳非常困难，需要较长的时间，所以要很好地鼓励母亲，使她获得更多的支持才能成功。

三、增加乳量和再泌乳的方法

增加乳量和再泌乳应用同样的原则和方法，故将其一并描述。

（一）有效方法

1. 原则

（1）最重要的是让婴儿频繁、有效地吸吮乳房，以刺激乳房增加泌乳。没有婴儿频繁地吸吮，即使做其他努力，也不能使乳量增加和达到再泌乳的效果。

（2）母亲得到各方面的鼓励和支持，而婴儿也愿意经常吸吮母亲的乳房，都有助于泌乳量的增加。

（3）告诉母亲她能够再泌乳或增加泌乳量，帮助她树立信心。

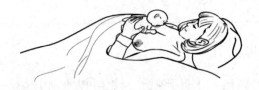

图9-1 产后1小时内皮肤与皮肤接触有助于母乳喂养及母婴感情结合

◇ 停止母乳喂养时间较短的母亲比停止时间较长的母亲容易再泌乳。母亲如果间断地仍在进行母乳喂养，则泌乳量可能在几天内增加；如果停止母乳喂养时间较长，则可能需要1～2周甚至更长时间，乳汁的分泌量才能增加。

◇ 2月龄以内婴儿的母亲较6月龄以上婴儿的母亲再泌乳容易成功，但不论婴儿多大，再泌乳都是有可能的。

◇ 即使一位妇女从未哺乳过，甚至未怀孕过，如果她让养子频繁地吸吮乳房，也会泌乳，此为"诱导泌乳"。

◇ 妇女无论停止哺乳多长时间，再泌乳都是可能的，即使在她绝经后也能够再泌乳，例如祖母可给其孙子喂哺。

2. 具体方法

（1）保证母亲有足够的摄入量。

（2）推荐当地有效的"催奶方"，鼓励母亲服用。但即使使用"催奶方"也必须让婴儿勤吸吮，以促进乳汁的分泌。

（3）尽可能多地让婴儿与母亲单独在一起，充分地进行皮肤接触。

（4）指导母亲正确的喂哺姿势和含接方法，喂哺时尽量放松。

（5）让婴儿频繁地吸吮，24 小时内至少吸吮 10 次或每 2 小时喂哺一次，只要婴儿有兴趣就应让他（她）吸吮。每侧乳房吸吮的时间应比以前长。

（6）乳汁不足的情况下，可以让婴儿吸吮后再用吸奶器继续吸 10 分钟，也可在哺乳后 1 小时或在两次喂哺之间增加一次挤奶。

（7）夜间乳汁分泌较白天多，因此，夜间应让婴儿与母亲在一起。鼓励母亲根据婴儿的需求频繁喂哺，这样有利于乳汁分泌量的增加。

（8）鼓励母亲与婴儿同步休息。

（9）当母亲泌乳量增加时，可每天逐步减少人工喂养的乳量。

（10）教会母亲如何使用杯子而不用奶瓶来喂养婴儿，更不应使用安慰奶嘴。

（11）如果婴儿拒绝吸"空"乳房，则帮助母亲寻找一种能在婴儿吸吮时给婴儿加奶的方法，例如用滴管或喂养辅助器乳旁加奶。

（12）观察婴儿尿量，定期检查体重增长情况，以确定婴儿是否得到足够的乳汁。

（二）无效的方法

1. 母亲多吃、多喝，多休息。这些办法本身并没有什么效果，反而导致母亲体重过度增加。

2. 吃更多的东西不会增加母亲的泌乳量。如果母亲营养充足，只需要在喂哺婴儿前饮一杯有营养、温热的汤水，就可以使她放松情绪和增强信心，有利于泌乳。但如果她营养不足，就需要补充营养物质，以增加能量和增强体质。

3. 母乳喂养的母亲容易感到口渴，尤其是快到哺乳的时间，可以适量地喝水或汤消除口渴感，但应注意不要摄入过量的液体。如果液体摄入量过多，超过需要量，不但不会使泌乳量增加，甚至可能会减少泌乳量。

四、原发性乳汁不足综合征

尽管通过以上方法努力促进泌乳，仍有约 5% 的母亲不能分泌足够的乳汁。妊娠期间乳房无明显变化可能是潜在的乳汁不足综合征的早期重要征象。

1. 乳房发育不良/管状乳房

乳房发育障碍有时表现为管状乳房，尽管不常见，但很有可能导致乳汁分泌不足。

2. 妊娠期间乳房不能增大

妊娠期间乳房增大是成功母乳喂养的重要条件。如果妊娠期间受内分泌和解剖因素的影响，乳房不能增大，则产生的乳汁不能满足婴儿的需求，母乳喂养不能成功。不管怎样，对于这种情况也应尽量实施母乳喂养，同时密切监测乳汁分泌和婴儿生长发育情况。

3. 乳房外伤和手术

乳房成形、植入、肿物切除或外伤手术都可能导致母乳喂养困难。

第二节　不宜或暂不宜母乳喂养的母亲

母乳无疑是大多数婴儿最理想的天然营养品，但仍有一些特殊情况不宜进行母乳喂养。以往临床医生对某些患病婴儿或母亲不加分析，一概简单停止哺乳，这是不恰当的。根据现代新的医学和营养学观点，首先应权衡哺乳对母婴而言的安全性和危害性，结合疾病对母婴身体健康的影响、母亲身心能否承受哺乳等因素做出正确选择。

母亲处于以下情况不适宜或暂不适宜母乳喂养。

1. 癌症

母亲患癌症需要进行化疗或放射治疗时，应暂停母乳喂养。

2. 严重疾病

母亲患严重的心脏病，心功能Ⅲ～Ⅳ级；严重肝、肾疾病；高血压、糖尿病伴有重要器官功能损害；严重精神疾病、反复发作的癫痫或先天代谢性疾病等，哺乳可能会增加母亲的负担，导致病情恶化者。

3. 传染病

如果母亲患传染病，在急性传染期进行隔离时暂不宜哺乳，例如各类型肝炎、活动性肺结核或流行性传染病等。这种情况下可以用配方奶代替，并定时挤出母乳，以维持泌乳状态，待母亲病愈、传染期已过，隔离解除后，可继续哺乳。

4. 吸毒或静脉注射毒品

如果母亲吸毒或静脉注射毒品，在戒毒前不宜母乳喂养，以免伤害婴儿。如果母亲单次服用咖啡因、阿片类药物或大量饮酒后，应建议母亲挤出母乳并弃去，使用其他方法喂养婴儿，等体内潜在的有害物质全部代谢排出后再喂哺婴儿。

5. HIV 阳性的母亲不宜母乳喂养。

第三节　妊娠并发症的母亲

一、糖尿病

（一）母乳喂养对患糖尿病母亲的好处

哺乳时分泌的催乳素可以让母亲更放松并有嗜睡感，从而缓解母亲精神上的压力。分泌激素以及分泌乳汁所消耗的额外热量可减少母亲治疗所需要胰岛素的用量，并能有效缓解糖尿病的各种症状，使许多糖尿病母亲病情有所好转。此外，母乳喂养也可以降低婴儿成年后患糖尿病的危险。

（二）糖尿病母亲的药物治疗

1. 胰岛素治疗，因胰岛素的分子太大，不会进入母亲乳汁。

2. 口服降糖药（只有极少量的资料，对于新的药物没有任何数据）。甲苯磺丁脲适用于母乳喂养；格列本脲的最新数据显示它具有高度的蛋白结合力和较短的半衰期，孕期药物很少会穿过胎盘。同理，药物进入乳汁的量也较少。母乳喂养时使用降糖药要谨慎，如果需要使用，最好在建立良好的母乳喂养后且新生儿体重增加理想、与父母和新生儿科专家讨论后，在监测新生儿血糖的情况下谨慎使用。

（三）糖尿病母亲母乳喂养注意事项

糖尿病患者容易感染各种病菌，母乳喂养期间要注意监测血糖水平，及时调整降糖药物的使用量，并注重个人卫生，保护好乳头，使其不受感染。

二、甲状腺疾病

（一）甲状腺功能亢进症（甲亢）

哺乳期间适量应用抗甲亢的药物是安全的。首选药物是甲巯咪唑（MMI），20～30mg/d对于母婴是安全的。由于丙硫氧嘧啶（PTU）对肝具有损害作用，可作为二线用药，300mg/d也是安全的。服用方法为在哺乳后分次服用，有条件者应定期监测婴儿的甲状腺功能。

需要进行放射性[131]I治疗时，应该暂时停止母乳喂养，定时挤奶丢弃，以免乳房肿胀。疗程结束后，检测乳汁中放射性物质的水平达到正常后，可以继续哺乳（或治疗结束2个月后再哺乳）。

（二）甲状腺功能减退症（甲减）

甲减的母亲产后需要继续服用甲状腺素直至达到正常水平。甲状腺素进入乳汁的量极少，不会影响婴儿的甲状腺功能，因此应用左甲状腺素治疗的母亲可以进行母乳喂养。甲减母亲分娩的婴儿除出生后48小时至7天内（48小时至4天为最佳筛查时间）进行新生儿疾病筛查外，母亲服药期间母乳喂养的婴儿也需要进行甲状腺功能的监测。

母亲长期食用含碘的食物时，因碘分子量小，可被分泌入乳汁，从而也可能影响婴儿的甲状腺功能。偶尔服用用于保护甲状腺功能的含碘药物，对婴儿来说不是问题。

三、精神疾病

（一）精神病

如果母亲患有精神病，病情稳定时可以进行母乳喂养，但需找一个助手帮助母亲一起喂哺婴儿，以确保母亲不致忽视或伤害婴儿。如果母亲有伤害婴儿的意向或行动，则不建议实施母乳喂养。

（二）产后抑郁症

首先分析导致母亲抑郁症的原因，有针对性地解除她的顾虑。如果母亲抑郁的原因是担心自己乳汁分泌不足，应该在喂哺时通过观察婴儿的吸吮和吞咽动作，给母亲以信心，让她相信通过频繁有效的吸吮，是可以增加泌乳量的。

产后抑郁通常伴有焦虑，会影响儿童的行为发育。对于有抑郁发作且正在接受药物治疗的母亲，若她渴望进行母乳喂养，应该考虑药物对婴儿的影响，可使用三环类抗抑郁药或 5-羟色胺选择性再摄取抑制剂（SSRIs）。病情严重时可暂停母乳喂养，定时挤出乳汁，保持泌乳。一旦症状减轻，可以不用药物时，再恢复母乳喂养。

抗抑郁药物包括：

1. 三环类抗抑郁药物，如三环去甲基替林和阿米替林，母乳喂养期间使用是安全的，在对婴儿生长发育的长期随访过程中没有发现不良影响。然而它们的副作用较大，已不作为首选药物。

2. 5-羟色胺选择性再摄取抑制剂（SSRIs），具有较好的服药耐受性，在孕期及哺乳期被广泛推荐使用。SSRIs 在母乳中的浓度很低，一般低于母亲血清浓度的50%。在小于4月龄的母乳喂养婴儿血清中可以检测出该药物浓度，而在大于4月龄的母乳喂养婴儿血清中检测不出。但某些药物，如氟西汀，母亲使用后，新生儿血清中药物浓度可能接近于成人接受治疗的量。有少数文献报道，母亲使用氟西汀后，新生儿可能出现坐立不安、烦躁、腹痛、体重下降和失眠。现暂无关于其他 SSRIs 不良反应的报道。

两种经常使用的 SSRIs，氟西汀和舍曲林，活性成分和半衰期取决于使用的天数，可能会在非常小的婴儿体内累积。目前为止，尚无长期研究表明母亲哺乳期使用这类药物是否安全或有无副作用。

3. 长效苯二氮䓬类药物，如安定等。母乳喂养母亲经常使用此类药物可以在乳汁中累积，婴儿可出现嗜睡、镇静、喂养差等症状。间断使用长效和短效药物（劳拉西泮、咪达唑仑、奥沙西泮）可以降低不良反应的发生概率。

（三）癫痫

患有癫痫的母亲在哺乳期进行药物治疗时，可选用苯妥英钠、丙戊酸钠。苯妥英钠、丙戊酸钠经胃肠道吸收入血后约90%与血浆蛋白结合，发挥作用后主要经肝代谢，随尿液排出。苯妥英钠进入乳汁中的量极低，很少会对母乳喂养的婴儿产生不利影响。

患病母亲哺乳期禁用卡马西平、氨己烯酸及唑尼沙胺等药物。

无论母亲使用何种药物，均应密切观察婴儿的精神状态，有条件者可对其血清中的药物浓度进行监测。如果病情不稳定，较好的办法是停止母乳喂养，并将母亲和婴儿隔开，这样既保证了婴儿不受抗癫痫药物的伤害，也可保证母亲病情发作时不给婴儿带来危险。

第四节　产时并发症的母亲

一、产后出血

在生命体征平稳后，若母亲能够并愿意进行母乳喂养，可在助手帮助下进行。母乳喂养有利于子宫收缩，减少出血。母亲要注意休息，防止过度疲劳。

二、重度子痫前期（子痫）

发生子痫的母亲产后可以进行母乳喂养，哺乳过程中催乳素的释放可让母亲有嗜睡的感觉，利于休息。在监测母亲血压及病情的同时，鼓励与婴儿同步休息。为防止母亲过度劳累，可安排助手协助照顾婴儿。

三、剖宫产

剖宫产的母亲返回病房后，鼓励其尽早让婴儿吸吮母乳，因为除了获得初乳外，还可以使母亲体内有益的微生物菌群经乳汁进入婴儿肠道，增强剖宫产婴儿的免疫功能，减少感染风险，为成功的母乳喂养奠定良好的基础。

产后麻醉作用尚未消失时，母亲可采用仰卧位，婴儿在母亲的一侧俯式吸吮乳房。待麻醉作用完全消失，母亲可在床上活动时，可采用侧卧位喂哺婴儿。24 小时后母亲可以离床活动，可采用橄榄球式（也称为环抱式）方法喂哺婴儿。

第五节 使新生儿有感染风险的患病母亲

一、肝炎

（一）甲型肝炎

甲型肝炎一般发病急，经粪-口途径传播。患甲型肝炎的母亲在急性期隔离时，应暂时停止母乳喂养，通过挤奶保持泌乳。婴儿可以接种免疫球蛋白，待隔离期过后仍可以继续母乳喂养，并从母乳中获得免疫抗体。

（二）乙型肝炎

1. 乙型肝炎的母婴传播

乙型肝炎的母婴传播主要发生在围生期，分娩时婴儿通过接触母亲的血或其他体液获得感染。如果母亲乙型肝炎病毒 e 抗原（HBeAg）阳性，则母婴垂直传播发生率为 85%～90%；如果母亲 HBeAg 阴性而乙型肝炎病毒表面抗原（HBsAg）阳性，则母婴垂直传播发生率为 32%。乙型肝炎病毒（HBV）一般不经呼吸道和消化道传播，只有在急性胃肠炎或胃黏膜受到损伤时，才有消化道传播的风险。婴儿和幼儿时期感染乙型肝炎者，分别有 90% 和 25%～30% 将发展成慢性感染，而 5 岁以后感染者仅有 5%～10% 发展为慢性感染。

2. 哺乳期乙型肝炎的预防

母乳喂养过程中，乳汁中可以发现少量的 HBsAg，但是通过乳汁的传播风险远远低于分娩时的感染风险。接种乙型肝炎疫苗是预防 HBV 感染的最有效方法。世界卫生组织推荐将乙型肝炎疫苗纳入婴儿的常规免疫。对于 HBsAg 阳性母亲的新生儿，应在出生后 24 小时内（最好在出生后 12 小时内）尽早注射乙型肝炎免疫球蛋白（HBIG）100 国际单位，同时在不同部位接种 $10\mu g$ 重组酵母乙型肝炎疫苗，并分别在出生后的 1 个月和 6 个月时接种第 2 针和第 3 针乙型肝炎疫苗，可显著增强阻断母婴传播的效果。在双重免疫下，建议纯母乳喂养 6 个月，并在合理添加辅食的基础上，母乳喂养至儿童 2 岁。

新生儿在接受免疫治疗之前的一段时间内不需要限制母乳喂养。

在乙型肝炎人群聚集区，如果没有及时接种免疫球蛋白和乙型肝炎疫苗，或者没有条件进行免疫接种时，可以请其他健康和已经产生抗乙型肝炎病毒抗体的母亲给予母乳喂养。

3. 乙型肝炎母亲母乳喂养时的注意事项

（1）皮肤、黏膜溃疡或破损是 HBV 传播的通道。因此，母亲乳头破裂、出血、伴有浆液性渗出或婴儿口腔溃疡时，均应暂停母乳喂养，待伤口恢复再进行母乳喂养，以减少病毒直接进入婴儿血液的机会。

（2）喂哺前应先洗手，再给婴儿喂奶。

（3）婴儿和母亲的用品隔离，如毛巾、脸盆、杯子等独立使用。

（三）丙型肝炎

丙型肝炎病毒（HCV）和抗体都可以在乳汁中检测到。研究发现母乳喂养与非母乳喂养在 HCV 垂直传播率上不存在差异。目前尚未有新生儿通过母乳喂养感染 HCV 的报道。而母乳中存在许多特异和非特异性的抗菌物质（免疫球蛋白、干扰素等），具有较好的免疫功能。母乳喂养的新生儿，其消化道、呼吸道感染，过敏性疾病，坏死性小肠结肠炎和新生儿猝死综合征等的发生率均较低。鉴于母乳喂养的优越性，医务人员应对母亲进行正确引导，告知母乳喂养的优点以及丙型肝炎不是母乳喂养的禁忌证。

二、艾滋病

艾滋病的医学全名为"获得性免疫缺陷综合征"（acquired immunodeficiency syndrome，AIDS），是由人类免疫缺陷病毒（human immunodeficiency virus，HIV）感染引起的一种严重传染病。HIV 可以通过性接触、血液和母婴三种途径传播。

（一）艾滋病母婴传播途径

艾滋病母婴传播（mother-to-child transmission，MTCT）主要发生在妊娠、分娩和哺乳三个阶段，病毒通过胎盘、产道和乳汁传播给胎儿或婴儿，造成儿童患艾滋病。哺乳是产后传播的重要途径，因为 HIV 感染的母亲乳汁中含有 HIV，可以通过产后哺乳将病毒传播给婴儿。母乳喂养时间越长，婴儿感染 HIV 的危险越大。母乳喂养 1 年后，艾滋病母婴传播的危险为 $10\%\sim20\%$。由于婴儿出生后 6 个月内，消化系统尚未发育成熟，HIV 也可以通过婴儿胃和肠黏膜的破损进入婴儿体内，因此混合喂养的婴儿发生母婴传播的风险高于纯母乳喂养婴儿。

（二）HIV 感染母亲的喂养策略

我国对 HIV 感染母亲所生婴儿的喂养策略是：**提倡人工喂养，避免母乳喂养，杜绝混合喂养。**在我国 2011 年 2 月颁布的《预防艾滋病、梅毒和乙肝母婴传播实施方案》中明确指出，"医务人员应当与艾滋病感染孕产妇及其家人就人工喂养的接受性、知识和技能、负担的费用、是否能持续获得足量、营养和安全的代乳品、及时接受医务人员综合指导和支持等条件进行评估。对于具备人工喂养条件者尽量提供人工喂养，并给予指导和支持；对于因不具备人工喂养条件而选择母乳喂养的感染产妇及其家人，要做好充分的咨询，指导其坚持正确的纯母乳喂养，喂养时间最好不超过 6 个月，同时积极创造条件，尽早改为人工喂养"。

（三）喂养方式的选择

1. 人工喂养

乳汁中的 HIV 可以通过婴儿口腔破口进入婴儿体内，使婴儿感染病毒。如果婴儿能够持续获得可接受的、可行的、可负担的、安全的乳品喂养（AFASS），建议 HIV 阳性的母亲采用人工喂养。在科学指导与随访下，人工喂养是预防婴儿出生后感染 HIV 的最安全的方法。但由于人工喂养的局限性，若喂养不当，可增加婴儿患腹泻、肺炎和营养不良等疾病的概率，使婴儿死亡率增加。

2. 母乳喂养

如选择母乳喂养，母亲或婴儿应坚持服用抗病毒药物，并给予充分的指导和咨询，最大限度地减少由喂养导致的母婴传播，同时保证儿童正常生长发育，减少儿童的发病和死亡。

在母乳喂养期间，出现以下情况可能会增加 HIV 母婴传播风险：

（1）母亲体内病毒量增加（近期感染或在 AIDS 的后期阶段），临床表现为 $CD4^+$ T 细胞计数降低，病毒载量升高。

（2）长时间母乳喂养。

（3）在婴儿出生后的 6 个月里，采用混合喂养。

（4）突然断奶。

（5）HIV 感染的母亲患乳腺脓肿、乳头皲裂或乳腺炎。

（6）HIV 感染母亲营养不良。

（7）婴儿口腔内有破口或是感染（例如口疮或溃疡）。

出现上述情况，应及时给予指导和处理，必要时应停止母乳喂养。

HIV 感染状况不明的母亲以及 HIV 阴性的母亲，如果没有条件检测 HIV 且在不具备人工喂养条件，都应该推荐纯母乳喂养。

加热可以破坏母乳中的 HIV。不具备人工喂养条件的 HIV 阳性母亲也可以在家中对挤出的母乳进行加热消毒，以降低婴儿感染 HIV 的风险。加热会破坏母乳中的保护性免疫因子及消化酶等物质，然而加热处理的母乳仍然优于母乳代用品。HIV 阴性或未得到检测的母亲在为自己的婴儿哺乳时，无须加热乳汁。加热方法：将挤出的母乳放在一个广口的玻璃瓶中，不加盖，放在加了水的小锅中加热到沸腾 15

秒，立即将广口瓶取出，放在冷水中冷却，即可给婴儿喂哺。

3. 杜绝混合喂养

HIV 感染母亲所生儿童混合喂养时，母乳以外的其他食物和水可使婴儿肠道发生过敏和炎性反应，导致肠道的通透性增强，使母乳中的 HIV 更易于侵入，从而抵消了母乳的免疫作用，母婴传播概率增大。多项研究结果表明，比较三种喂养方式，即人工喂养、纯母乳喂养及混合喂养，混合喂养发生 HIV 母婴传播的概率最高。因此，HIV 感染母亲所生的婴儿应杜绝混合喂养。

（四）母乳喂养期间的抗病毒药物应用

在母乳喂养期间，建议母亲或儿童服用抗病毒药物。

母亲：服用齐多夫定＋拉米夫定＋洛匹那韦/利托那韦或齐多夫定＋拉米夫定＋依非韦伦，至停止母乳喂养后 1 周。

婴儿：出生后尽早（6～12 小时内）服用奈韦拉平，每日 1 次，至出生后 6 周。

三、结核

结核是一种严重危害健康的慢性传染病。由于围生期妇女体内激素水平的改变和波动、产程中的过度劳累使其免疫功能下降等原因，使孕产妇结核病发病率升高或病情加重。

（一）传播途径

1. 垂直传播

患有结核病的孕妇在怀孕期间，其体内的结核分枝杆菌可以通过脐带血液进入胎儿体内，或分娩时因胎儿咽下或吸入含有结核分枝杆菌的羊水而被垂直感染，从而使胎儿患宫内感染结核病。

2. 呼吸道传播

存在于肺或支气管结核病灶内及气道分泌物中的结核分枝杆菌，可通过空气中的飞沫被婴儿吸入，从而引起感染。

3. 胃肠道传播

一般情况下，结核分枝杆菌容易被胃酸杀死，但在抵抗力下降的情况下，服用未经煮沸的牛奶则有可能感染结核分枝杆菌。

（二）对患结核病母亲的母乳喂养建议

分娩前后患有活动性肺结核的母亲对出生的婴儿如何进行喂养，这是一个非常令人困惑的问题，即母乳喂养是否安全。世界卫生组织的结核病母乳喂养指南建议，患结核病母亲在及时接受积极的抗结核治疗（参见国家结核病治疗方案）的同时，进行纯母乳喂养 6 个月，并继续母乳喂养至儿童 2 岁。如果在贫困地区尚不能提供足够的营养，则可以延长母乳喂养时间。若母亲患艾滋病合并结核分枝杆菌感染，则需要依从艾滋病喂养指南。在实际工作中，可结合世界卫生组织的指南根据患者患病情况制订个体化的喂养方案。

（三）母乳喂养期间的母婴治疗原则

依据国家结核病治疗方案：与非孕产期相同，推荐标准短方案，即强化期 2 个月＋巩固期 4 个月。强化期四种药物联合使用，包括吡嗪酰胺、乙胺丁醇、利福平和异烟肼。治疗 2 个月后，进行涂片检查，往往涂片转阴。此后继续 4～6 个月的巩固治疗。服用这些药物可以同时进行母乳喂养，这些药物分泌到乳汁中的剂量尚不足以杀灭卡介苗中的减毒活菌。

1. 如果孕妇在分娩前 2 个月之前或更久检查发现活动性肺结核，并且在分娩时已接受抗结核治疗 2 个月以上，需要进行连续 2 次的痰涂片检测，根据痰培养结果，按如下处理：

①如果分娩前痰涂片阴性，出生后立即接种卡介苗（BCG），分娩后母亲继续抗结核治疗，新生儿无须接受预防性治疗。

②如果分娩前痰涂片为阳性，新生儿常规给予 6 个月的异烟肼预防性治疗，治疗结束后接种 BCG。

2. 如果孕妇在分娩前 2 个月之内检查发现活动性肺结核，并且在分娩前治疗不足 2 个月，因该孕妇在分娩时仍具有传染性，BCG 不能马上对新生儿提供保护作用，新生儿需要进行 6 个月的异烟肼预防性治疗，治疗结束后接种 BCG。如果出生后已经接种 BCG，因其为减毒活疫苗，异烟肼对 BCG 也有杀伤作用，则需要在治疗结束后再次接种 BCG。同时产妇继续接受规范的抗结核治疗。

3. 如果产后 2 个月以后诊断为活动性肺结核，婴儿需要进行预防性治疗，在治疗结束后接种 BCG，同时产妇接受规范抗结核治疗。如果出生后已经接种 BCG，则有保护作用，不需要停药后再接种，但是需要监测体重增加和健康状况。婴幼儿可继续母乳喂养。

表 9-1　分娩前后诊断为活动性肺结核的母亲母婴处理方案简表

（根据母亲肺结核诊断时间和痰涂片带菌状态）

分娩前诊断为活动性肺结核			分娩后诊断为活动性肺结核	
>2 个月		<2 个月	产后<2 个月	产后>2 个月
分娩前痰涂片阴性	分娩前痰涂片阳性			
母亲规范治疗	母亲规范治疗	母亲规范治疗	母亲规范治疗	母亲规范治疗
母乳喂养	母乳喂养	母乳喂养	母乳喂养	母乳喂养
婴儿无须预防性化疗	婴儿异烟肼治疗 6 个月	婴儿异烟肼治疗 6 个月	婴儿异烟肼治疗 6 个月	婴儿异烟肼治疗 6 个月
出生时接种 BCG	停异烟肼后接种 BCG	停异烟肼后接种 BCG	停异烟肼后接种 BCG	如果出生时未接种，停异烟肼后接种 BCG

4. 母乳喂养期间婴儿健康状况的监测

（1）出生后 1 年之内出现以下症状提示婴儿可能患结核，包括：体重下降、发热、持续的咳嗽、呼吸困难、呕吐、躁动及异常的哭闹等。

（2）应将婴儿转至医疗机构作进一步检查和处理：全身体检，尤其是胸片和脑脊液检查，以除外肺结核和肺外结核，必要时进行结核菌素试验。如果确诊结核，则需要进行规范治疗。

（3）建议母亲继续母乳喂养，如果婴儿吸吮有困难，可以将母乳挤出，用杯子喂养。

（4）如果上述症状与结核和 HIV 感染无关，对于没有接种疫苗者，要进行 BCG 接种。

四、水痘

水痘是由带状疱疹病毒感染所致。目前尚不清楚水痘病毒是否可以进入乳汁。若孕妇在产前 5 天开始患水痘，并持续至产后 2 天，新生儿不应该直接接触尚未结痂的病变皮肤。

水痘不是母乳喂养的禁忌证，母乳喂养有利于婴儿从母体获得抗体。

五、单纯疱疹病毒（HSV）感染

如果产妇被 Ⅰ 型单纯疱疹病毒感染，婴儿应避免在母亲病灶活动期的乳房侧哺乳。婴儿要避免直接接触病变部位，以免造成病灶与婴儿口腔间的直接传播。健侧可正常哺乳。

若母亲患生殖道疱疹，可以进行母乳喂养，强调正确洗手。

六、巨细胞病毒（CMV）感染

血清学阳性的母亲在乳汁中可以检测到巨细胞病毒。对于足月健康的婴儿，因母乳喂养导致其出现有症状的全身巨细胞病毒感染较少见，但早产儿患病风险可能增加。母乳经 -20℃ 冷冻保存会减少巨细胞病毒的传染性。对于早产且 CMV IgM 阳性或哺乳期间血清学 IgM 阳性的母亲，临床医生应该充分评估母乳喂养的好处和 CMV 感染的风险，暂不进行母乳喂养；待 CMV IgM 转阴、CMV IgG 呈阳性后，再行母乳喂养。

第六节　患病母亲的母乳喂养问题

对于母亲哺乳期患病时是否可以继续哺乳，无论是针对急性疾病还是慢性疾病，医生的意见常不一致。争论的因素包括：哺乳是否会加重母体疾病、母乳成分以及乳量是否会受影响、婴儿是否会受到母体疾病或用药的影响等。笔者认为多数患病的母亲可以继续母乳喂养。

一、继续母乳喂养的好处

患病母亲常会因各种原因停止哺乳，如她担心疾病传染给婴儿，有人劝她停止哺乳，母亲被收住院而与婴儿分开等。一般来说，对于大多数疾病，只要母亲恰当处理，都不应成为放弃母乳喂养的原因，只要通过正确的途径，还是可以进行母乳喂养的。

母亲患感染性疾病时，如肺部感染、咽喉炎、胃肠道感染等，虽然婴儿与母亲密切接触有暴露于感染的风险，但如果母亲持续母乳喂养，婴儿可从乳汁中获取母亲体内抵抗疾病的抗体，这是对婴儿最好的保护，增强婴儿免疫力。因此，患一般常见感染性疾病的母亲很少有必要停止哺乳。

二、突然停止母乳喂养可能导致的问题

1. 可能会导致乳房胀痛。
2. 可能会使母亲发热。
3. 可能导致婴儿哭闹增多，甚至出现抑郁的症状。

4. 如果停止母乳喂养而选择人工喂养，则婴儿受到母亲传染的风险更高。另外，待母亲恢复健康后难以再泌乳，因为乳汁分泌会减少。

三、帮助患病的母亲进行母乳喂养

1. 向母亲解释患病期间继续母乳喂养的益处

因母亲的健康问题导致不能进行母乳喂养的情况较少见。首先应判断母亲所患疾病是否是母乳喂养的禁忌证，或者疾病的情况是否使母乳喂养难以进行。

2. 减少分离，保证母婴共处

住院本身不是母乳喂养的禁忌证。母亲入院后，如条件允许，可在亲属陪同下将其婴儿也收入院，以便能继续母乳喂养。如果母婴分离，母亲应通过定时挤奶保持泌乳，并将挤出的乳汁存放在储乳袋内，写好名字和日期置于医院冰箱内。

3. 母亲患急性疾病时

多数急性病（如呼吸道感染、胃肠炎）适合母乳喂养。如果母亲发热，鼓励她多喝水，保证摄入充足的液体，以防止泌乳量因脱水而减少。当母亲出现疾病症状时，婴儿已经有暴露于感染的风险，在母乳喂养的过程中，同时获取了母亲体内产生的抗体，反而获得了免疫保护；如果停止母乳喂养，反而增加婴儿被感染的风险。若母亲产后即刻发病，新生儿可与母亲同室；若病情不允许母婴同室，可定时将新生儿送到母亲床边进行哺乳，或母亲将乳汁挤出以建立和维持母乳的供给。患病的母亲应加强个人卫生，特别是喂奶前应充分洗手，必要时酌情佩戴口罩。

若母亲因疾病导致母乳喂养困难或泌乳量减少，应待其康复后帮助她们增加泌乳量或再泌乳。

4. 母亲患慢性疾病时

慢性疾病病程较长，可能会导致母亲自身功能发生较大的变化，从而对母亲的喂哺能力产生一定影响。多数患慢性疾病的母亲在得到医务人员、家庭成员和朋友的帮助和支持下是可以成功进行母乳喂养的。慢性疾病及治疗药物可能对婴儿健康有一定的风险，应告知母亲母乳喂养对她和婴儿的风险及好处。

5. 母亲患严重疾病时

如果母亲病情严重，以至于完全不能照顾自己的婴儿（如母亲意识丧失），或母亲极度不适而不愿继续喂哺，或母乳喂养存在困难，建议她自己或在助手的帮助下，将奶挤出以保持乳汁的持续分泌。挤奶的频率如同平日喂奶次数，或大约每2～3小时一次，稍微大点的婴儿（3个月以上）可每4～5小时一次。如果可能，将挤出的母乳用杯子喂哺婴儿，直至母亲能够重新喂奶。

6. 母亲有手术指征时

择期手术前1～2周，母亲可以在正常喂哺基础上，额外采用人工挤奶或使用吸奶器增加泌乳量，并将吸出的乳汁储存好，以备母婴分离时使用。如果母亲状态不好或急诊手术，应与手术医生和麻醉医生商讨，选择最恰当的麻醉、镇痛方式和治疗药品。既要考虑母亲健康和镇痛的需求，也要尽量减少对婴儿的影响。只要有可能，应该考虑在间歇期进行哺乳，并鼓励家庭成员和朋友尽可能地帮助母亲实现特殊时期的母乳喂养。医院的策略应支持和促进母乳喂养，并为持续母乳喂养创造环境和条件。术后母亲应至少3小时哺乳一次或挤奶一次以维持乳汁的供应，防止乳房肿胀。

7. 相关的诊断和治疗措施

对哺乳期母亲进行诊治时应谨慎考虑，尽量选择不会影响母乳喂养的诊断、治疗措施和药物。母亲需要接受放射性检查时，应告知其多长时间内不能哺乳，指导她提前将乳汁挤出储存，以备在禁止哺乳时继续保持母乳喂养。禁止哺乳时间的长短取决于放射性物质的半衰期。在母亲禁止哺乳期间，应按时将乳汁挤出丢弃，维持泌乳。

8. 断奶

断奶是逐渐给婴儿添加辅食并减少母乳喂养，或停止母乳喂养。这一过程受到营养学、微生物学、免疫学、生物化学及心理学等多种因素的影响。断奶可由婴儿或者母亲主动引起。婴儿主动断奶通常是因为乳汁供应不恰当，如母亲患病、母婴分离或婴儿患病等。若母亲主动断奶，应有计划地逐渐用其他喂养方式替代母乳喂养，如奶瓶喂养、杯子喂养。替代的喂养方式取决于婴儿的年龄及发育阶段。通常夜间的哺乳是最后戒除的。

断奶时的喂养不应在婴儿经常哺乳的地方进行。如果喂养者不是母亲本人，婴儿会更容易接受。喂养时母亲应避免让婴儿看到她或闻到她身上的气味。刚开始婴儿可能不接受奶瓶，应每1~2天一次地反复训练，更换不同质感、大小和外形的奶嘴可能会有帮助。在婴儿饥饿、哭闹时尝试奶瓶喂养容易成功。对于坚持拒绝奶瓶的婴儿，可以尝试使用小杯子进行喂养。断奶过程中应适当地多抱婴儿，以减少婴儿哭闹。

断奶期间，有些母亲可能因乳汁淤积增加了患乳腺炎的风险。她可在医务人员的指导下用手或吸奶器将乳汁挤出，冷敷乳房并使用舒适的胸罩以缓解胀痛感，预防乳汁淤积进而导致乳腺炎。

第七节　哺乳期母亲用药

母亲血液中的药物理论上可以进入母亲的乳汁中。一般而言，乳汁中的药物浓度只相当于血液浓度的1‰～2‰，而其中又仅有部分能被婴儿吸收，因此通常不至于对婴儿造成危险。

一、哺乳期的用药原则

1. 有明确的用药指征，并在医生的指导下用药。

2. 若母亲所用药物同时适用于新生儿（婴儿），则一般是安全的。

3. 在不影响治疗效果的前提下，选用对新生儿影响最小或进入乳汁量少的药物。

4. 选用最小有效剂量，不能随意停药或者加大药物剂量。

5. 用药时间选择在哺乳刚结束后，并尽可能与下次哺乳的时间间隔4小时以上，或者根据药物的半衰期来调整哺乳间隔的时间。

6. 用药时间长或者剂量较大，可能造成不良影响时，需要监测婴儿的血药浓度。

7. 母亲必须用药又缺乏相关的安全证据时，建议暂停哺乳。

二、哺乳期用药的分类

（一）禁忌母乳喂养的药物

母亲应用抗癌药物或放射性物质治疗时，应禁止母乳喂养。

母亲服用治疗精神病的药物或者抗惊厥药物时，有时会引起哺乳的婴儿嗜睡或衰弱无力。特别是苯巴比妥类和地西泮，如果婴儿小于 2 个月，则引起副作用的可能性更大，此时可换用对婴儿影响较小的药物。但是改变母亲的治疗太快，可能对病情的控制不利，特别是癫痫。如果没有药物更换，则继续母乳喂养和观察婴儿。如果出现副作用，则须停止母乳喂养。

（二）抗菌药物

哺乳期母亲接受抗菌药物治疗后，少量药物可进入乳汁，但是乳汁中的药物浓度不超过母亲每日用药量的 1%。多数抗菌药也同样适用于婴儿患感染性疾病的治疗，而且婴儿通过母乳喂养获得的药量远低于其自身患病治疗时所需要的剂量。

青霉素类、头孢菌素类等 β 内酰胺类药物和氨基糖苷类药物等在乳汁中含量低。少数药物在乳汁中分泌量较高，如氟喹诺酮类、四环素类、大环内酯类、氯霉素、磺胺甲噁唑、甲氧苄啶、甲硝唑等。

抗生素使用注意事项：无论乳汁中药物浓度如何，均可能存在对婴儿的潜在影响。例如，氨基糖苷类抗生素可导致婴儿听力减退，氯霉素可致婴儿骨髓抑制，磺胺甲噁唑等可致核黄疸、溶血性贫血，四环素类可致婴儿牙齿黄染，青霉素类可致过敏反应等。

因此，哺乳期母亲接受抗菌药物治疗时，应避免选用氨基糖苷类、大环内酯类、喹诺酮类、四环素类、万古霉素、甲硝唑、氯霉素、磺胺药等，或用药期间暂停母乳喂养。

1. 甲硝唑

体外试验中甲硝唑会导致染色体损伤，但在接受治疗的成人和治疗期间接受母乳喂养的婴儿中却没有发现这种作用。治疗婴儿滴虫和厌氧菌感染性疾病以及孕期也会使用甲硝唑，因此，甲硝唑在母乳喂养期间应用似乎是安全的。

2. 喹诺酮类（nalidixic）和氟喹诺酮类（环丙沙星、氧氟沙星）抗生素

环丙沙星可以用于儿童特定疾病的治疗，是进入临床时间最长的喹诺酮类药物。尽管目前很少用于产科患者，但它在儿科的应用已超过 30 年，到目前为止，没有关于该药影响生长发育的不良报道。如果母亲患病必须使用喹诺酮类药物，没有其他的选择时，短时间的应用（1～2 周）对哺乳中的婴儿或许是可以的。要加强观察，有条件时可做乳汁或新生儿血中血药浓度监测，并积累资料。

3. 抗真菌药物

抗真菌药物目前有口服剂型，包括氟康唑，对新生儿来说是安全的，也可以直接用于新生儿疾病的治疗。

（三）避免使用减少乳量的药物

避免应用含有雌激素的避孕药和噻嗪类利尿剂（如氯噻嗪），这些药物能减少乳量。若有可能，则换药。

（四）不熟悉母亲用药安全性的情况

1. 鼓励母亲继续母乳喂养，直到获得更多的信息。

2. 观察婴儿是否出现药物的副作用，例如睡眠异常、食欲减退、黄疸等，尤其是当母亲需要长期用药时，更应注意观察婴儿的反应。

3. 查询世界卫生组织（WHO）基础药物列表。

4. 询问更专业的医务人员（例如医生或药师）以获得更多的信息，必要时用其他更安全的药物代替。

5. 如果婴儿已出现不良反应，但是母亲不能停止用药，应选择一种母乳代用品暂时喂养。

6. 传统疗法、中医治疗以及其他疗法均可能对婴儿产生影响。尽可能多地掌握有关这些疗法的信息，同时鼓励母亲继续母乳喂养并观察婴儿不良反应状况。

7. 大多数其他常用药在常用剂量范围内是安全的。

表 9-2 母乳喂养和母亲用药

禁忌母乳喂养	抗癌药物（抗代谢药）
	放射性物质（暂时停止母乳喂养）
继续母乳喂养： 监测婴儿可能出现的不良 反应，如有无嗜睡等	抗精神病药物和抗惊厥药物
如有可能，改换其他药物	氯霉素、四环素、甲硝唑 喹诺酮类抗生素
监测婴儿黄疸	磺胺类药物 氨苯砜、复方磺胺甲噁唑 抗疟疾药

改用其他药物 （可能减少乳汁分泌）	雌激素、含有雌激素的避孕药 噻嗪类利尿剂、麦角新碱
常用剂量是安全的， 监测婴儿	大多数常用药 止痛药和退热药：短程的对乙酰氨基酚、阿司匹林、布洛芬 偶尔用的吗啡和派替定，大多数止咳和感冒药 抗生素：氨苄西林、阿莫西林、氯唑西林等青霉素类，大环内酯类抗生素（红霉素） 抗结核药物 抗麻风药物 抗疟疾药 驱虫药 抗真菌药 支气管扩张药 皮质激素类药物 抗组织胺类药物 抗酸药 糖尿病用药 大部分抗高血压药物 地高辛 营养补充剂，如碘、铁、维生素等

选自世界卫生组织，联合国儿童基金会. 母乳喂养咨询培训教程（学员手册）. 中华人民共和国妇幼卫生司. 北京：北京医科大学中国协和医科大学联合出版社，1997.（英文 PDF 文件见 WHO/CDR/93. 3-6）

更多有关特殊药品的详细信息见于 *Breastfeeding and Maternal Medication*（WHO/UNICEF, 2003）

第十章　孕期、哺乳期母亲营养、避孕与健康教育

＊＊＊＊＊＊＊＊＊＊＊＊＊＊＊＊＊＊＊＊＊＊＊＊＊

目的

本章结束时，学员应该掌握：

◇ 孕期、哺乳期母亲的营养

◇ 产褥期母亲健康

◇ 母乳喂养与避孕

◇ 母乳喂养的健康教育

＊＊＊＊＊＊＊＊＊＊＊＊＊＊＊＊＊＊＊＊＊＊＊＊＊

第一节　孕期营养准备

妊娠期营养一方面要满足胎儿生长发育所需的营养物质，另一方面也要为产后乳汁的产生储存营养物质。因此，孕期强调合理、科学、平衡的膳食，既保证营养的需求，又防止营养过剩、孕妇体重超重。为此，中国营养学会对中国居民膳食提出十条"指南"。

一、中国居民膳食指南（2008 年）

中国营养学会 2008 年出版的《中国居民膳食指南》，对中国居民的膳食提出了十点建议：

1. 食物多样，谷类为主，粗细搭配；

2. 多吃蔬菜、水果和薯类；

3. 每天吃奶类、大豆或豆制品；

4. 适量的鱼、禽、蛋和瘦肉；

5. 减少烹调油的用量，吃清淡少盐膳食；

6. 食不过量，天天运动，保持健康体重；

7. 三餐分配要合理，零食要适量；

8. 每天足量饮水，合理选择饮料；

9. 如饮酒，要限量；

10. 吃新鲜卫生的食物。

针对特殊人群——妊娠妇女的早中晚期，在此基础上又提出了特殊的要求。

二、孕早期营养

孕早期是胚胎发育致畸最敏感时期，尤其在妊娠的 40 天左右，是胎儿神经管分化形成的重要时期，而妊娠早期不同程度的恶心、呕吐、食欲下降等早孕反应，影响了正常进食和营养的摄入。因此，中国营养学会对孕早期的膳食提出，在健康成人膳食指南"十条"的基础上，补充以下五条内容：

1. 膳食清淡、适口

包括各种新鲜蔬菜和水果、大豆制品、鱼禽蛋及各种谷类。

2. 少食多餐

根据孕妇早孕反应的程度，决定进餐次数、数量和种类，以保证进食的量。

3. 保证足够富含糖类的食物

每天至少摄入 150g 糖类，相当于谷类 200g。

4. 多摄入富含叶酸的食物并补充叶酸

动物肝、深绿色蔬菜和豆类富含叶酸，继续服用叶酸 $400\mu g/d$ 至整个孕期，预防胎儿神经管畸形和降低妊娠高脂血症的发生风险。

5. 戒烟戒酒

烟可使胎儿慢性缺氧、营养不良、生长发育受限；酒除影响胎儿生长发育外，还可致中枢神经系统发育异常、智力低下等。

三、孕中晚期营养

孕中晚期是胎儿各个组织、器官、系统迅速发育的时期，有的已经开始行使一定的功能。妊娠 4 个月是胎儿脑细胞分化的第一个高峰，20 周后骨骼生长也增快，胎儿循环建立，母体本身为了适应胎儿需要也发生一系列生理变化，对营养的要求较非孕期明显增加。为此，中国营养学会对孕中晚期的膳食提出，在健康成人膳食指南"十条"的基础上，再增加以下五条内容：

1. 适当增加鱼、禽、蛋、瘦肉、海产品的摄入量

每日增加总计 $50\sim100g$ 的鱼、禽、蛋、瘦肉的摄入，以保证孕妇和胎儿生长发育对优质蛋白质的需求。鱼还可提供 n-3 多不饱和脂肪酸，有利于 20 周后胎儿脑和视网膜功能的发育，可作为动物性食物的首选，每周可食用 $2\sim3$ 次。每周至少食用 1 次海产品，以满足孕妇对碘的需求。

2. 适当增加奶类的摄入

奶和奶制品既补充了蛋白质，又是钙的良好来源；孕中期每日推荐钙的摄入量为 1000mg，孕晚期为 1200mg。孕晚

期为冬春季的妇女宜适当补充维生素 D 400～1000IU/d（10～25μg/d），以促进钙吸收，预防婴儿先天性佝偻病的发生。

3. 常吃含铁丰富的食物

含铁丰富的食物包括动物血、肝、瘦肉。孕妇血红蛋白低于 110g/L 时，补充铁制剂和维生素 C，以预防和治疗孕妇贫血，同时也为哺乳期储存足够的铁。

4. 适量运动，维持体重适宜增长

每天至少运动 30 分钟，最好进行 1～2 小时的户外活动，如散步、做体操等低强度活动，以控制体重增加。

5. 禁烟戒酒，少吃刺激性食物

烟酒，包括二手烟，对妊娠各期胎儿发育均有影响，可致流产、早产和胎儿畸形等；浓茶、咖啡以及刺激性食物尽量少食用。

表 10 - 1　孕期体重每周增加目标值

是否双胎	孕前体重	孕期体重增加目标值（kg）	孕中期开始体重增加（克/周）
否	＞120％ 标准体重*	7～8	不超过 300
否	正常	12	400
否	＜90％ 标准体重*	14～15	500
是	—	18	650

* 孕前标准体重＝身高（cm）-105，孕前标准体重±10％均为正常体重

摘自：中国营养学会. 中国居民膳食指南. 拉萨：西藏人民出版社，2008.

根据不同的孕前体重指数（BMI）选择相应的体重监测

图，如图 10-1 至图 10-4。

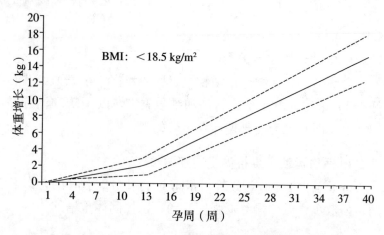

图 10-1 孕前 BMI＜18.5kg/m² 的母亲孕期体重监测图

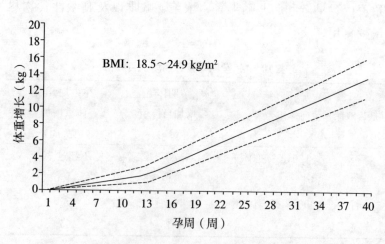

图 10-2 孕前 BMI 18.5～24.9 kg/m² 的母亲孕期体重监测图

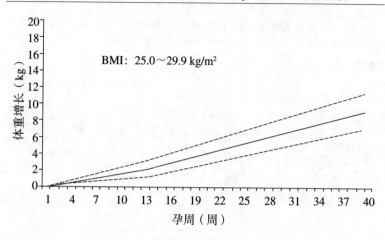

图 10-3　孕前 BMI 25.0～29.9 kg/m² 的母亲孕期体重监测图

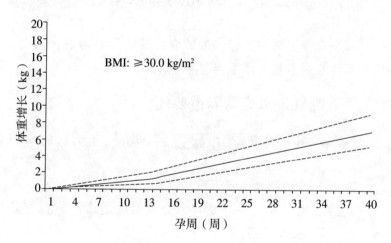

图 10-4　孕前 BMI≥30.0kg/m² 的母亲孕期体重监测图

表 10-2　美国医学研究院（IOM）2009 年最新推荐孕期体重增加值

体型分类	孕期总增重 （kg）
消瘦型 BMI ＜18.5	12.5～18.0
正常型 BMI 18.5～23.9（中国）	
BMI 18.5～24.9（美国）	11.5～16.0
超重型 BMI 24～27.9（中国）	
BMI 25.0～29.9（美国）	7.0～11.5
肥胖型 BMI ≥28.0（中国）	
BMI ≥30.0（美国）	5.0～9.0

第二节　哺乳期母亲营养

母亲营养足够时，母亲的饮食一般不影响母乳的成分，摄入额外的热卡和液体不会增加泌乳量。

一、哺乳期母亲营养重要性

1. 保证乳汁质量及分泌量，以供给婴儿平衡全面的营养。

2. 促进产褥期全身各系统的恢复。

3. 预防营养不良性疾病，为分娩后的健康质量打好基础，如预防缺铁、缺钙、低蛋白血症等。

二、哺乳期母亲的营养需求

1. 母亲应当摄入足量且种类丰富的食物和液体，以保证能够获得所需的蛋白质、维生素以及矿物质，无须进行特殊饮食或避免摄入某些食物。

2. 乳汁部分来源于母亲孕期储存的脂肪，部分来源于哺乳期母亲的饮食。如果母亲饮食摄入不足，她首先会动用体内储存的脂肪来分泌乳汁。当母亲严重营养不良时，泌乳量明显减少，乳汁的总量及脂肪和维生素的储存量也会逐渐减少。但是对于婴儿而言，母乳仍是最好的食物。

3. 如果母亲摄入的食物质量较差，或偶尔未进食，不会影响乳汁的分泌。然而，如果母亲过度繁忙、没有时间进食，进食量不足，或者母亲缺乏支持，劳累，则会导致乳汁的分泌减少。悉心照顾母亲，并给母亲留出规律的哺乳时间，有助于母亲分泌足够的乳汁。

4. 母乳喂养对于全家的食物安全都具有重要的意义。如果食物来源有限，首先应当照顾母亲而不是婴儿。保证母亲和婴儿健康及营养，且花费较少的办法是为母亲提供充足的食物，这样做的效果要比喂婴儿人工食品好得多。

5. 鼓励母乳喂养的母亲摄入充足的液体，但是液体摄入过多不但不会增加乳汁的分泌，反而会减少乳汁的分泌。如果液体摄入过少，会使母亲的尿液浓缩，尿量减少。

三、哺乳期母亲营养

对于特殊人群——哺乳期母亲的膳食，在原"指南"十条的基础上添加五条：

（一）增加鱼、禽、蛋、瘦肉及海产品的摄入

由于哺乳、产奶及各器官经过产褥期应该恢复到孕前状态，在哺乳期的前 6 个月每天能量的摄入比非孕期要增加 500 cal；哺乳期 7～9 个月，每天摄入增加量降为 400cal。每日产妇哺乳和产奶，需要消耗 700cal 热量（500cal 来源于每

日摄入的食物，另 200cal 由孕期体内储存的皮下脂肪消耗提供，因此在一定程度上可以说，哺乳可以降低体重）。

1. 增加母亲蛋白质摄入

增加蛋白质摄入可增加乳汁分泌。正常情况下，最初哺乳 6 个月内，平均泌乳 750ml/d，蛋白质摄入少时，乳量可减少 40%～50%。增加母亲蛋白质摄入还可使乳汁中蛋白质含量增加，以 750ml/d 乳汁计算，500ml 乳汁内蛋白质的含量约 9g，所以 750ml 乳汁需消耗蛋白质 14g。因膳食蛋白质转变为乳汁蛋白质的转换率为 70%，故乳母膳食中应增加蛋白质 20g，而且要保证优质蛋白质的供给。鱼、禽、蛋、瘦肉、大豆类食物是优质蛋白质最好的来源。

表 10-3　供给 20g 优质蛋白质的食物举例（可食部分）

名称	重量(g)	名称	重量(g)	名称	重量(g)	名称	重量(g)
鸡蛋	150	牛肚	138	鸽	121	鱿鱼	118
鸭蛋	159	羊肉（瘦）	100	牛乳	667	黄豆	57
鹌鹑蛋	156	鱼	110	牛乳粉	100	豆腐	250
猪肉（瘦）	100	虾	110	海蟹	145	豆腐干	123
猪肝	104	鸡	100	河蟹	114	千张	81
猪血	164	鸭	130	鲍鱼	159	腐竹（干）	45
牛肉（瘦）	100	鹅	112	墨鱼	132	素鸡	121

2. 增加铁的补充

增加铁的摄入以补充分娩时血的丢失，并保证乳汁中铁的含量（铁难以通过血到达乳汁，乳汁含铁少）。

3. 补充维生素及微量元素

需要补充的维生素及微量元素包括脂溶性维生素（维生素 A、维生素 D、维生素 E、维生素 K）、水溶性维生素（维生素 B、维生素 C），以及锌、碘等，在鱼、禽、蛋、瘦肉和动物肝中含量多。海产品中含 n-3 多不饱和脂肪酸、锌、碘等，有利于乳儿神经系统发育。

严格素食者（绝对素食者）有维生素 B_{12} 缺乏的危险，要建议其补充维生素 B_{12}。如果母亲维生素 B_{12} 储存耗尽，其母乳中的维生素 B_{12} 也会很低，婴儿将出现维生素 B_{12} 缺乏。

（二）适当增饮奶类和汤水

1. 母乳是新生儿钙的主要来源之一，人乳钙为 34mg/100ml，每日泌乳需钙 300mg，所以乳母每日需摄入 1200mg 钙。

2. 奶类含钙量高，便于吸收，是补钙的最好食物。每日摄入 500ml 奶，可以从中获得约 600mg 优质钙。不能摄入奶的乳母，可以摄入连骨带壳的小鱼、小虾、大豆及其制品，以及芝麻酱、深绿色蔬菜等含钙丰富的食品。必要时可在医生指导下适当添加钙制剂，以预防乳母的骨质疏松。鱼、禽、畜类等动物性食品易采用煮和煨的烹饪方式，有利于乳母多饮汤水，增加乳汁分泌量。

3. 1200mg 钙的膳食举例

表 10-4　1200mg 钙的膳食举例

食物及数量	含钙量
牛奶 500ml	600mg
豆腐 150g	250mg
虾皮 5g	50mg
蛋类 75g	50mg
绿叶菜（如小白菜）250g	220mg
其他食物（如鲫鱼）100g	50mg
合计	1200mg

4. 适当喝汤水

哺乳期间液体的摄入并不影响奶量。但是，此时母亲基础代谢率高、出汗多，需水量多于一般人。哺乳产奶又消耗大量的水分。因此，母亲应适当增加汤水的摄入，以满足需求。注意尿液是否为淡黄色，尿液呈淡黄色提示水分摄入充足。便秘也可能与水分摄入不足有关。各种汤水，如鱼汤、鸡汤，用大豆、花生加上肉类（猪腿、排骨、鸡、鲫鱼等）煮成汤，不爱吃动物性食物的可以用豆腐汤或骨头汤炖豆腐、黄豆和青菜等，既含可溶性氨基酸、维生素和矿物质，味美可口，帮助消化，又可补充水分。但是，过多的摄入液体则增加了尿量，反使乳汁量减少。

（三）食物应均衡多样，但又不过量

食物中要包括糖类、蛋白质、脂肪、维生素、矿物质、纤维素及水等各种人体需要的营养素，这样才能保证全面的营养素供给，有利于提高乳汁质量。

但食物要合理搭配，如荤素搭配、粗细搭配，使各种营

养素平衡。如果偏食、挑食，就会使营养不均衡，使某些营养素过多，不能充分利用，而某些营养素不足。

过量食物影响消化吸收能力，尤其是蛋白质、脂肪过多可加重消化系统和肾负担，也影响了谷类、蔬菜、水果等食物的摄入，导致维生素、矿物质和纤维素摄入量不足，引发肥胖、便秘、营养不均衡等不良后果。

重视蔬菜和水果的摄入，以保证多种维生素、矿物质、膳食纤维、果胶、有机酸等的摄入，防止便秘，提高食欲，保证乳汁中的营养均衡。并且鼓励产妇在哺乳期间继续每天服用 0.4mg 叶酸或多种维生素。

（四）忌烟酒，避免喝浓茶、咖啡

吸烟（包括被动吸烟）以及饮酒、浓茶、咖啡等，可使其中的有害物质通过乳汁影响乳儿健康。

（五）科学运动和锻炼，保持健康体重

产后及早运动好处多，可促进子宫及全身器官恢复到孕前的水平，减少发生血栓性疾病的危险，也可使孕期积存的过多脂肪及早消耗，有利于体重及体形恢复。在产后 4～6 周一般不主张减肥饮食。在哺乳期前 4～6 个月内，如果母亲自选饮食，则每个月体重一般会下降 0.5～1kg。然而，近 20% 的母亲在这期间无体重下降。母亲每周体重下降多达 0.5kg 对奶量无影响。如哺乳期妇女孕前体重指数高或希望体重下降快点，适当增加运动比严格控制热量的摄入更令人满意。体重下降过快会减少奶量。一般乳母要恢复到孕前的体重平均需要 5 个月。在哺乳期不建议药物减肥和液态饮食。

产后锻炼要尽早，循序渐进，根据产妇健康恢复状况而定（图 10 - 5）。

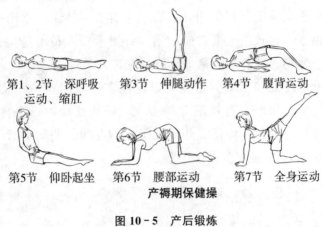

第1、2节 深呼吸 第3节 伸腿动作 第4节 腹背运动
运动、缩肛

第5节 仰卧起坐 第6节 腰部运动 第7节 全身运动

产褥期保健操

图 10 - 5 产后锻炼

第三节 产褥期母亲健康

产后哺乳是哺乳类母亲的天职，但如果母亲有严重的疾病或妊娠分娩期的并发症，健康状况或用药治疗手段使母亲不能胜任或不宜哺乳，医务人员要指导和帮助母亲。

一、睡眠

睡眠是恢复体力及脑力的重要环节。产褥期因哺乳、护理婴儿，母亲常常十分疲劳，因此睡眠十分重要。

产后 1～2 天，母亲刚经过漫长孕期的艰辛、分娩的劳累，需要很好的休息，但此时又是母乳喂养良好开端的关键时期，新生儿的早吸吮、早开奶，吸吮初乳、刺激产奶，给母亲的休养增添了困难。此时家人及护理人员要协助照顾新生儿，需喂奶时叫醒母亲，并协助及指导正确喂哺和含接姿势，做好乳房护理。

3 天后，母亲精神及体力恢复，乳汁的分泌量也增加了，此时母亲需要负责婴儿的喂哺及护理，因此要学会同步作息——即婴儿睡妈妈也睡，婴儿醒妈妈也醒。这样既达到按需哺乳，又可充分休息。随着乳汁充足分泌，婴儿饱食以后，喂哺的间隔时间逐渐拉长，大部分婴儿可熟睡 3～4 小时，母亲的休息也更充分了。

二、心理调适

随着婴儿的出生，母亲体内激素急剧变化，同时伴有分娩和哺乳的疲劳、母亲角色改变、喂养新生儿的压力、生活作息规律的改变等。产后沮丧或轻度抑郁是很常见的，在产妇中发生率估计高达80％，但中、重度抑郁或精神异常较少见，发生率为 8％～10％。既往有抑郁病史、家族史、甲状腺功能减退等，均可能增加产后抑郁的发生风险。这些情况不仅影响妇女自身的健康，也影响其对新生儿的护理和母乳喂养。

轻度悲伤、消沉、抑郁、沮丧在产后 2 周内多见，多为短暂性，也可表现为睡眠模式及食欲的改变、乏力、焦虑、淡漠以及持续哭泣等症状。少数病例症状严重时，可出现自我伤害以及伤害婴儿的想法，或自觉不能照顾自我或婴儿，甚至发展为产后精神病。针对产后母亲心理问题、情绪变化较多，需要医护人员、家属格外地体贴和关心，协助照顾新生儿，尽量减轻身体的不适，如伤口及子宫收缩疼痛、乳房胀痛，克服母乳喂养中的种种困难。鼓励母亲交流和倾诉，帮助进行心理调试和疏导。如果 2 周后症状仍存在，要注意有无产后抑郁症，必要时请心理医生诊断和治疗。需要药物治疗时，三环类抗精神病药以及 5－羟色胺选择性再摄取抑制剂（SSRIs）可在哺乳期应用。

三、高危孕妇的产褥期随诊及治疗

如果有妊娠期并发症（如心脏病、肝病、肾病、糖尿病等），或患糖尿病、高血压或感染性疾病的患者合并妊娠时，产褥期治疗应及时。产后一方面应对病情进行随访监测，另一方面应根据病情指导、支持母乳喂养。

第四节　母乳喂养与避孕

母乳喂养期间的避孕和计划生育是很重要的问题。许多母亲一旦再次妊娠，则停止母乳喂养。所以与母乳喂养的母亲讨论避孕和计划生育是很有必要的。应该告诉母亲：产褥期（产后 6～8 周）禁止性生活，产后 6 周（产后 42 天）经复查生殖道恢复正常后，方可恢复性生活。纯母乳喂养的妇女排卵的恢复会推迟更长时间。

一、哺乳期闭经法（LAM）

纯母乳喂养有助避孕！

如果以下三种情况存在，则哺乳期避孕法的有效率为 98%：

1. 母亲无月经。

2. 母亲为纯母乳喂养，并按需喂养（夜间也要频繁喂哺）。直接用母亲乳房哺乳，而不是挤出奶来喂养（这样将减少婴儿直接吸吮的活力和次数，改变母亲内分泌的反射，促进排卵功能的恢复）。

3. 婴儿＜6 月龄。

如果母亲对她哺乳状态的描述不能满足上述三个条件，即不能达到抑制排卵时，应建议母亲采取其他的避孕措施。

表 10－5　哺乳期闭经法

方法	描述	作用机制	防止怀孕的效力	注释
哺乳期闭经法（LAM）	适用于月经仍未恢复的母亲的临时避孕措施；仅适用于婴儿不足 6 个月大，纯母乳喂养期内的母亲	抑制卵巢排放卵子（排卵）	在正确而持续使用的情况下有效率为 99％ 常用情况下有效率为 98％	根据孕期母乳喂养的自然作用而采取的临时计划生育方法

二、屏障法

屏障法（包括预先润滑的乳胶避孕套、宫颈隔膜、杀精子剂）避孕的优点是对母乳喂养无任何影响。另外，避孕套还可预防性传播疾病。月经恢复的哺乳期妇女应用屏障法避孕，可能有 10％～20％的避孕失败率（这一数据是基于正常月经的妇女）。

三、宫内节育器 (IUDs)

宫内节育器可提供安全、有效和长时间的避孕，可考虑用于所有妇女。它是可逆、有效和不妨碍性交而达到控制生育目的的方法，避孕有效率可达到99%或更高。宫内节育器可提供较长时间（根据产品的选择，可使用5～10年不等）的避孕，在产后复查时，可安全方便地放置。有些数据显示，母乳喂养的产妇更容易放置宫内节育器，放置后不适感更少。和非哺乳妇女相比，哺乳产妇因放置后不良反应而取出节育器的概率较低，宫内节育器放置时子宫穿孔也不多见。含有孕激素的宫内节育器对哺乳既无影响，又能轻度增加乳汁分泌。

四、应用外源性激素

分娩后前6周内不需要用激素避孕法。

1. 单纯孕激素避孕：单纯孕激素避孕药可用于哺乳期妇女。包括甲羟孕酮和较新的皮下埋植剂，或只含孕激素的药丸。

2. 联合口服避孕药：含有雌激素成分，可潜在促进产后高凝状态，可分泌到乳汁中，有减少乳汁分泌的影响。因此，母乳喂养期间（包括婴儿已开始加辅食后）最不适合采用的避孕方法是雌激素和孕激素联合用药的方法，如"联合药丸"或较新的每月注射一次的避孕药。

第五节　　母乳喂养的健康教育

哺乳是大自然赋予母亲的义务。然而，由于西方工业生产的发展和奶粉的问世，使部分不能实施母乳喂养的婴儿可以应用配方奶喂养，但这也造成了误导，使人们误以为人类的后代可以应用配方奶粉人工喂养的方法进行哺育，从而使母亲免于喂奶的劳碌和艰辛，这无形中淡化了母亲用人类的乳汁哺育人类后代的本能和义务。殊不知，母乳是 0～6 个月婴儿首选的、最理想的天然食品！完全能够适应 6 个月内婴儿生长发育不同阶段所需要的全部液体、能量和营养素。鼓励 6 个月后添加辅食，并继续母乳喂养到 2 岁或更长时间。这种早期婴幼儿喂养策略，有利于我国早期婴幼儿生长发育的营养需求，也是实施我国优生优育方针的具体措施之一。

母乳喂养本是一个自然生理的过程，每个母亲不需准备和支持就应该并能够做到。遗憾的是，在当今社会，需要理解母乳喂养的环境，并认识到成功的母乳喂养是需要宣传、教育和支持的。如果母亲接受的是有偏差的或不正确的信息，她不可能在完全知情下做出选择。奶粉公司提供产品的信息旨在销售更多的产品，因此，公司会提供有偏差的信息。如果好的母乳喂养信息和宣教没有覆盖整个社会，即使是了解信息的母亲，也无法获得进行纯母乳喂养的社会支持。不知情的家庭、朋友和卫生专家都会动摇母亲的信心，相互冲突的建议和隐形的压力都会使她质疑自己母乳喂养的能力。因此，母乳喂养相关知识和技能是社会知识文化的一部分，是家家户户都会涉及的问题，需要通过媒体各种形式广为宣传，为全社会支持、促进母乳喂养营造一个良好的社会环境。

一、针对准妈妈、准爸爸的健康教育内容

1. 母乳喂养的好处。
2. 分娩后皮肤接触对及早开奶的重要性。
3. 母婴同室的重要性。
4. 母亲喂奶的体位及婴儿含接的姿势。

5. 按需哺乳的重要性。

6. 如何进行乳房护理，保证母亲有充足的乳汁。

7. 纯母乳喂养的重要性。

8. 未进行母乳喂养的危害，人工喂养的高消费。

9. 婴儿 6 个月后增加辅食、继续母乳喂养的必要性。

10. 患艾滋病、病毒性肝炎、结核病等传染病母亲的婴儿喂养方法。

11. 母婴分离情况下的母乳喂养问题。

12. 人工挤奶的方法、母乳的储存等。

通过产前教育的形式，向准妈妈和准爸爸们进行以上内容的宣传。不要忽视准爸爸的作用，他们的参与对产后母乳喂养将起到积极有效的支持者的作用。使准父母们了解目前世界卫生组织、联合国儿童基金会和我国推荐的母乳喂养方针，并树立母乳喂养的理念和信心，为产后哺乳做好孕期的营养和心理准备。

二、从事产科、儿科医疗和保健的工作人员的教育内容

母乳喂养知识和技能是医学生和护理学生课程中新生儿喂养内容的一部分，更是从事产科、儿科和妇幼保健工作的医护人员必须熟悉和掌握的专业知识的一部分。应该通过专科课堂教育和毕业后岗前教育的形式，掌握母乳喂养的知识和技能，并坚持每年进行母乳喂养的继续教育，巩固相关的知识和技能，与时俱进，不断学习新进展，更新知识。应该掌握的相关知识和技能包括：

1. 《促进母乳喂养成功的十点措施》。

2. 母乳代用品销售守则。

3. 本单位实施母乳喂养的规定。

4. 母乳喂养的好处。

5. 乳汁的产生，如何保证母亲有充足的乳汁。

6. 人工喂养对婴儿的不利影响。

7. 婴儿 6 个月后增加辅食、继续母乳喂养的必要性。

8. 患艾滋病、病毒性肝炎、结核病等传染病母亲的婴儿喂养方法。

9. 婴儿患病时的母乳喂养。

10. 添加配方奶的医学指征和方法。

11. 母乳喂养的技巧、挤奶的手法，母乳的储存等。

12. 母乳喂养中常见的婴儿问题。

13. 母乳喂养中常见的母亲问题。

在孕期保健的过程中，检查乳头和乳房，对有问题者在适当的时机给予适当的个别指导（36 周后）。在分娩时和产后住院期间，医务人员应用母乳喂养的知识和技能，实施即时的具体指导，帮助母亲做好早期的母乳喂养，为 6 个月纯母乳喂养奠定一个良好的基础。